見やすい・すぐわかる 図解 大安心シリーズ

ササッとわかる「大人のADHD」基礎知識と対処法

司馬クリニック院長
司馬理英子

はじめに

落ち着きがなくて、やるべきことをちゃんとやらない。いくら言っても日常生活の習慣がさっぱり身に付かないわが子。

うちの子ＡＤＨＤかしら？

でも……ふと、考えてみると、私も小さいときはそうだった。俺もよく親に叱られてたな。

いつもあわてて、そそっかしい。うっかりミスが多くていやになる。

気をつけているつもりなのに忘れ物が多い。つい遅刻してしまう。

あの仕事、気になっているのだけど、なかなか手をつけられない。仕上がらないプロジェクトがいくつもある。その気になって始めた趣味はどれも長続きしない。

家事もなかなかうまくいかない。毎日決まったことをするのが、どうしてこんなに気が重いんだろう。イライラしてつい子どもにあたってしまう。まずいとは思うんだけど。

あなたは大人のＡＤＨＤかもしれません。

ＡＤＨＤは子どもだけのものではありません。

「病気」ではないけれど、「個性」ですますには、ちょっと日常生活への影響が大きい。

ＡＤＨＤの人は、自分の意欲や感情をコントロールしてやるべきことをやり遂げる実行機能がうまく働きません。バランス良く日常生活を送るのが苦手です。

ＡＤＨＤだと、そんな脳の機能が十分働いてくれません。

一度決めたことはコツコツやり続ける。ルールや規則、締め切りを守り、目標に向かって計画を立て実行する。マイホームを手に入れるために、日々の少々のぜいたくは我慢し節約する。食事に気をつけ、酒量を考え、運動を心がけ、健康に気をつける。

わかっているけど、なかなか大人としてふさわしい生活ができないあなた。

この本は、「わかっているけどできない」あなたが、日々を過ごしやすくなるための本です。

２０１１年10月

司馬クリニック院長
司馬理英子《しばりえこ》

ササッとわかる「大人のＡＤＨＤ」基礎知識と対処法

目次

CONTENTS

第2章 大人のＡＤＨＤ　こんなときどうする？

CONTENTS

第1章

大人のADHDの症状と原因を理解しよう

「片づけられない」「よくミスをする」「遅刻が多い」……。大人でも悩んでいる人が大勢いる「ADHD」という障害について、まずは基本的な知識を身につけましょう。

そもそもADHDって何?

ミスが多く、せっかちで、落ち着きがない……。これらは、性格のせいではなく、ADHDという発達障害が原因だということがわかってきました。

　ＡＤＨＤとは不注意、多動性（落ち着きのなさ）、衝動性（待つのが苦手）を特徴とする障害です。落ち着きがなく、やるべきことを実行できない、計画的に行動できない、せっかちで衝動的に反応してしまうなどの症状が見られます。不注意が目立つ不注意優勢型、多動・衝動性が目立つ多動・衝動性優勢型、いずれもが目立つ混合型の３種類があります。

　症状が子どものころから（７歳以前から）、２つ以上の場所（学校や家庭、仕事場）などで見られ、そのために生活に大きな支障が出ていることがＡＤＨＤと診断される条件です。

　また同じような症状は、ＡＤＨＤ以外の精神疾患（広汎性発達障害、統合失調症、気分障害、不安障害、解離性障害、人格障害など）でも見られることがあるので、それらと区別する必要があります。

ADHDの定義と特徴

ADHD

＝Attention-Deficit（注意欠如）
Hyperactivity（多動性）
Disorder（障害）

ADHDの主な症状はこの3つ

不注意

忘れ物が多く、物をすぐになくしてしまう。気が散りやすく、1つのことを長時間集中してやることが苦手。

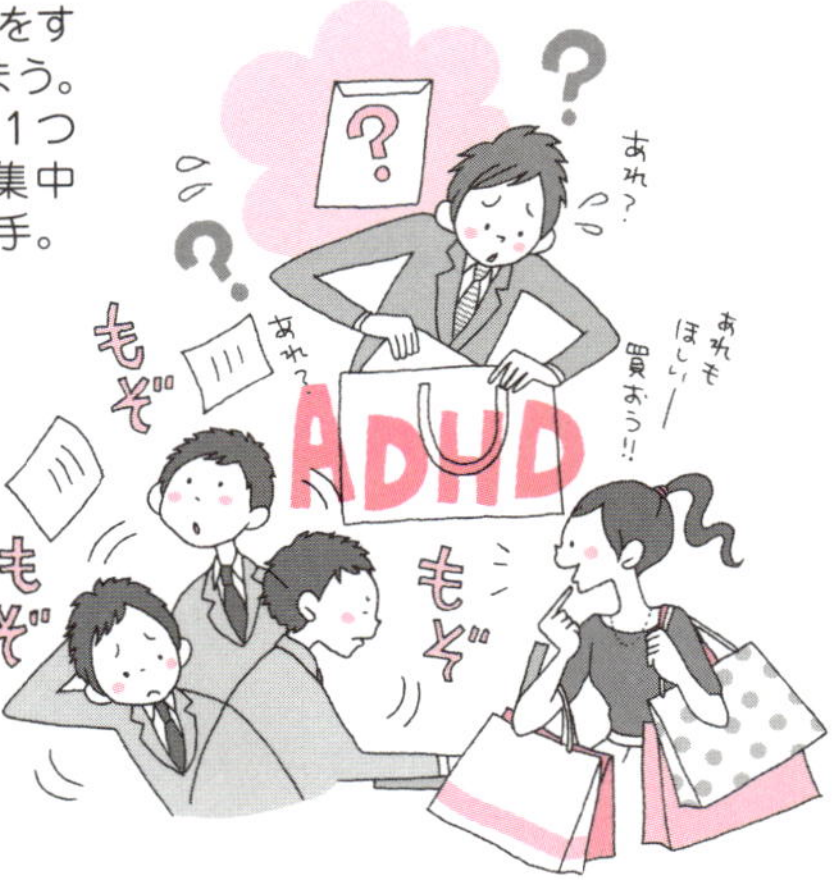

多動性

じっとしているのが苦手で、退屈なことには耐えられない。落ち着きがなく、せっかちで先走りがち。

衝動性

思い立ったらすぐその通りに行動したくなる。順番を待ったり、相手の話を最後まで聞いたりすることが不得意。

病気というよりも、“脳の癖”のせい

“発達障害”というと重い病気のように思いがちですが、ADHDは病気というよりも、“脳の癖”ととらえたほうが、わかりやすく理解できます。

ＡＤＨＤの人は過去の経験を生かし、未来につながるように毎日を過ごすことが苦手です。そのために、自分の能力を目いっぱいに生かすことができにくい傾向があります。けれどもそれは病気というよりは、脳の働き方の癖と言ってもいいと思います。発達のアンバランスさでもあります。

ある病原菌によって感染症を発症したというよりは、近視のようにある程度視力が弱ってくると物が見えなくて困る、そこでメガネによって視力を矯正しなければならなくなるという状態に似ています。誰でもＡＤＨＤっぽい症状に思い当たるでしょうけれど、そのために日常生活にひどく支障が出るようになると、ＡＤＨＤと診断されるわけです。

ただＡＤＨＤの症状はやる気のなさや怠け癖と間違われやすく、誤解されたり非難されたりしがちなのがつらいところです。

ADHDは近視と似ている

近視

視力が弱ってきて、日常生活に支障がでる

→ メガネやコンタクトレンズで補う

ADHD

脳の癖が原因で、多動・衝動・不注意の症状があらわれ、日常生活に支障がでる

→ 生活の工夫や治療で補う

ADHDは、病原菌による感染症や、心臓病、糖尿病などの“病気”とはニュアンスが異なる

ADHDは、「やる気がない」「怠け癖」など“個人の性格の問題”だと思われがちで、誤解されたり非難されたりするのがつらいところ

私にもADHDの傾向があるかもしれない

衝動的ですぐに怒り出す「ジャイアン」と、グズで忍耐力のない「のび太」は、どちらもADHDタイプ。ADHDは、以前からよくある症状なのです。

子どものＡＤＨＤはずいぶん知られるようになってきましたが、昔はそんなのはなかったよねと思う方も多いでしょう。私が「のび太・ジャイアン症候群」と名付けてＡＤＨＤを紹介したのは、目新しいものではなくて皆さんが以前から知っている「あんな状態」とイメージしやすくするためでした。ちょっとやんちゃなあの子、ちょっとのんびりしたあの子。

子どもの頃は親がサポートしてくれ、学校では先生がいろいろとやるべきことを指示してくれてなんとかなってきたけれど、大人になって社会に出て、家庭を持って、子どもを持ってだんだん生活がうまく回らなくなってきたという人も多いでしょう。これまで気づかなかったけれど、ＡＤＨＤかもしれないと思ってみると、日々の行動がうまくいかない理由をすっきりと解き明かすことができるかもしれません。

“のび太・ジャイアン症候群”とは

のび太とジャイアンはADHDの典型的なタイプ

のび太

不注意優勢型

不注意で、根気強く何かをすることが苦手。ドジでぼんやりしているいじめられっ子。

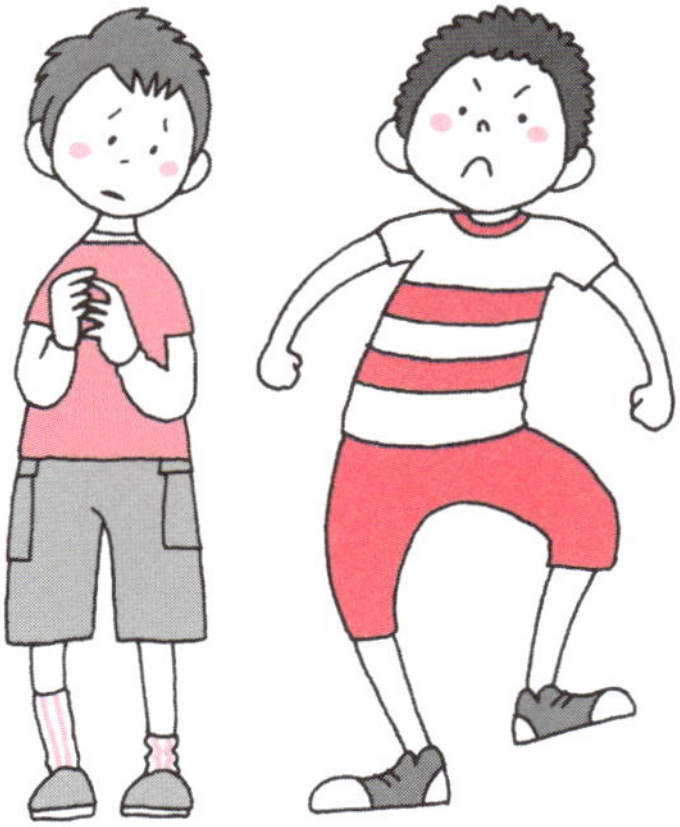

ジャイアン

多動・衝動性優勢型

衝動的でがまんが苦手。感情の起伏が激しいいじめっ子。

ADHDは目新しいものではなく、昔からよくある一般的な障害

また、

子どもの頃は気がつかなくても、大人になってからADHDだとわかる人も多い

ADHDの人はどのくらいいるの？

ADHDは、決して特殊な障害ではありません。厳密にADHDと診断をされていなくても、その傾向があり、困っている大人はたくさんいるのです。

子どもでは５％くらいの人がＡＤＨＤと言われています。大人については海外の統計ですが、２～４％で、男性に多いと考えられています。

厳密にＡＤＨＤと診断されなくても、実際にその症状で困っている人はそれよりも多いでしょう。

というのも、先に述べたように大人になると、子どもの時よりも職場や家庭において担わなければならないことが増えるからです。自分のことだけやっていればよかった子どもの頃に比べると、守備範囲が増えるわけです。また、家事や子育ては根気よく繰り返す作業が多く、仕事のようにそれに対して評価を受けたりサポートを受けたりすることもありません。ＡＤＨＤ傾向を持つ人にはやる気を維持するのがむずかしい種類の活動が多いというのが現実です。

ADHDタイプの大人は大勢いる

ADHDの大人
（海外での統計）
↓
全体の **2〜4%**

ADHDの子ども
↓
全体の **5%**

**ADHDと診断されていなくても、
その症状で困っている
ADHDタイプの大人はたくさんいる**

なぜなら……

大人は子どもよりも
やるべき仕事や家事、
根気よく繰り返すべき
作業の量が増えるから

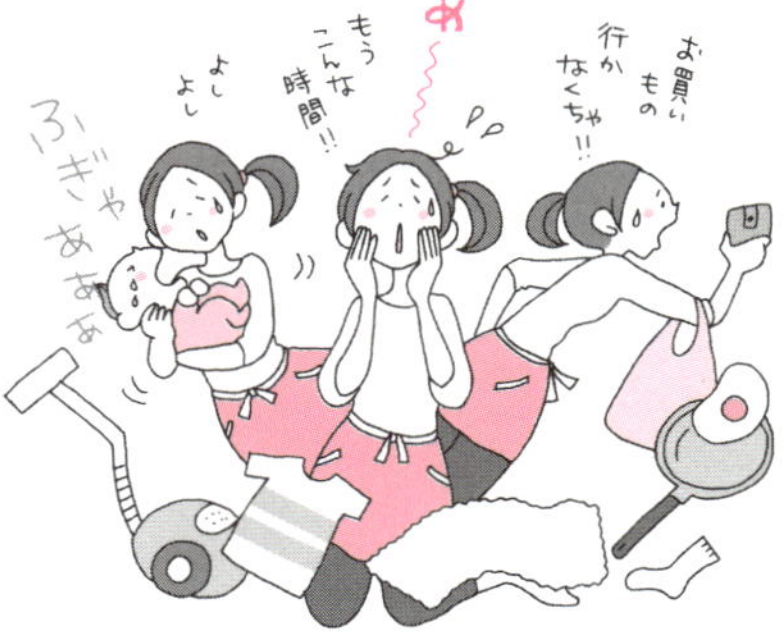
お買いもの行かなくちゃ!!
あ〜
もうこんな時間!!
よしよし
ふぎゃあああ

CHECK!

こんな一日を送っていませんか?

ADHDの症状は、日常のあらゆる場面で見られます。あなた自身や周りの人に思い当たることはないか、チェックしてみてください。

男性編

ぎりぎりに起きてしまう。ひげを急いでそる。あわてて会社から持ち帰っていた書類をかばんに入れる。携帯電話が見つからない。妻が朝食をすすめても、「なんで早く起こしてくれなかったんだ。もう遅いよ」(何度も起こしたのだけど)。

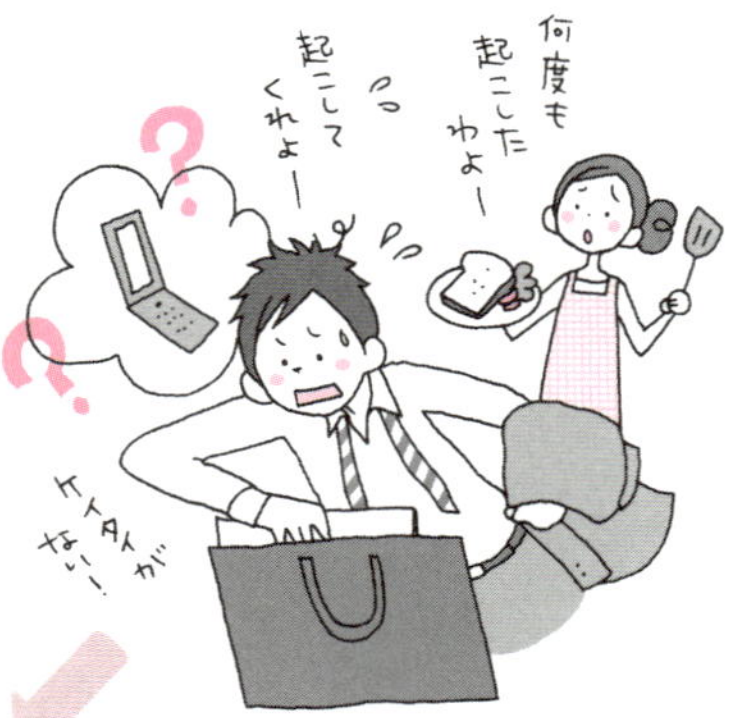
何度も起こしたわよー
起こしてくれよー
ケイタイがない!

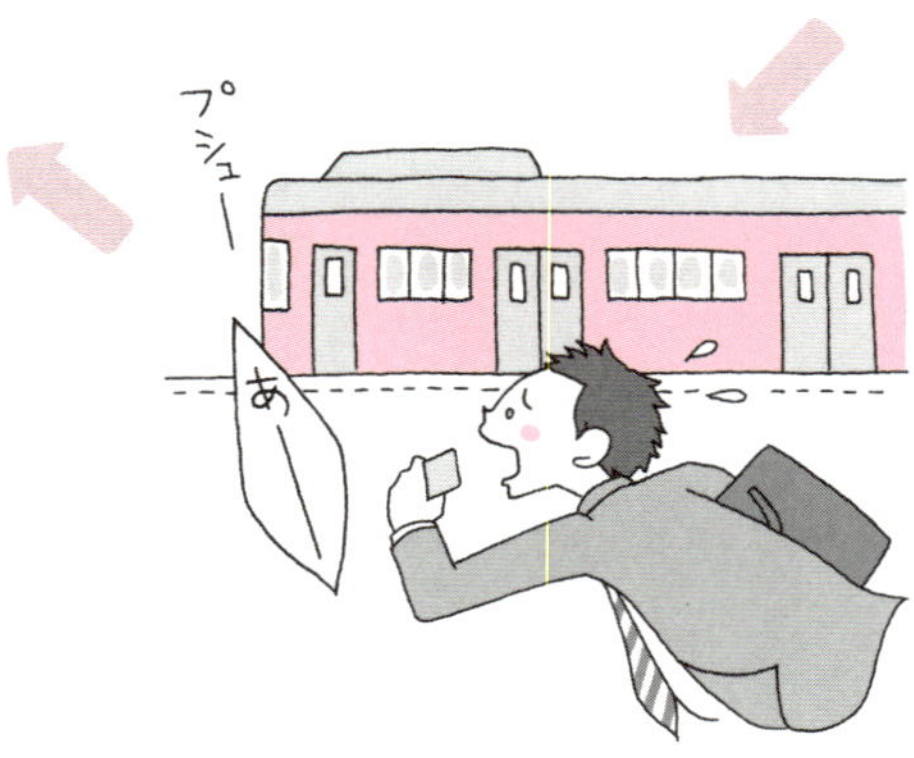
プシューー
あ

駅まで走る。乗るはずの電車に遅れる。「また遅刻だ!」シャツは汗でぐっしょりぬれてしまう。会社では、「おい、朝礼もう始まってるぞ」。

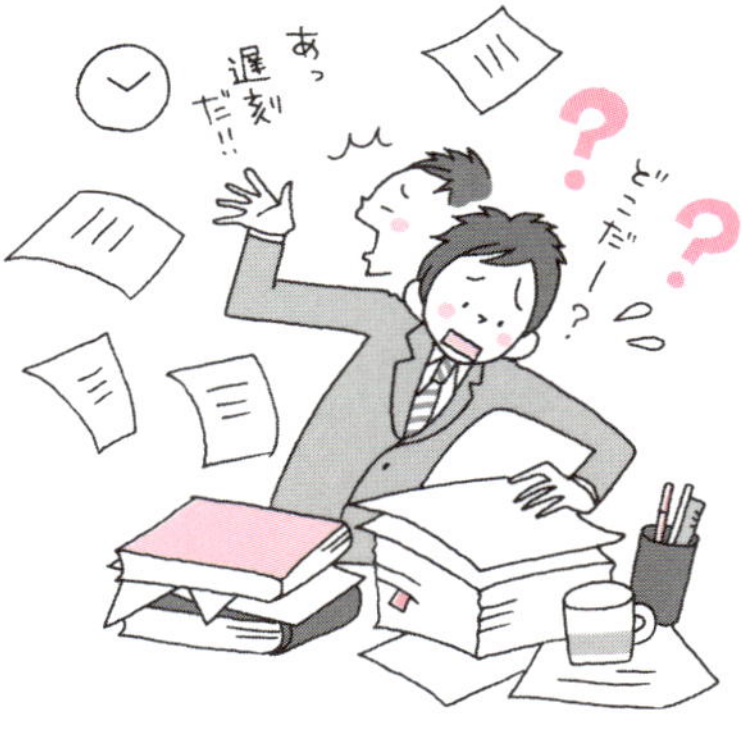
あっ遅刻だ!!
どこだー?

「そう言えば、A社の見積もりどうなってる」「あ、あと少しです」「10時からの会議の資料ちゃんとしとけよ」と言われるが、あるべき資料が足りない。どこへやったか、机の上（書類が山積み）をひっくり返してようやく見つけるが、会議に遅れる。

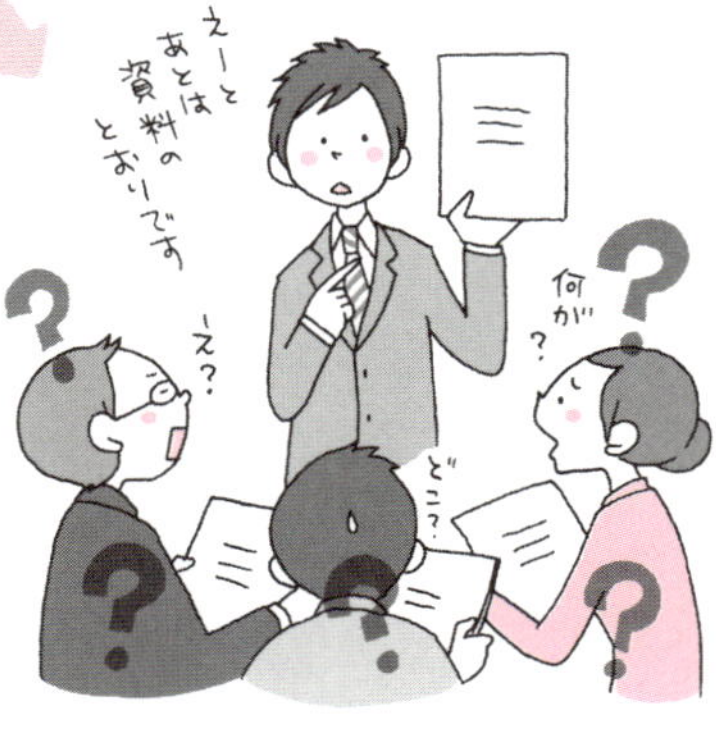
えーと
あとは
資料の
とおりです
えっ?
何が?
どこ?

「資料のとおりなので、読んでください」と言って顰蹙《ひんしゅく》を買う(きちんと説明しない)。

その他こんなことも……

- ＊折り返しの電話を忘れる
- ＊会議中にペンをカチャカチャ
- ＊人の発言に割り込む
- ＊借りた物を返さない
- ＊早とちりが多い
- ＊上司とけんかをして、突然仕事を辞める
- ＊転職が多い
- ＊電話料金などの支払いが遅れる（銀行の自動引き落としの手続きをしていない）
- ＊スピード違反、駐車違反が多い
- ＊ほかの人をせかす
- ＊誘惑に弱い

こんな一日を送っていませんか?

女性編

朝が苦手。子どもの弁当作り、朝食の準備におおわらわ。子どもを起こし、朝の支度をさせるが、なかなか言うことをきかない。「忘れ物ない?」などと声をかけ続ける。
みんなが出かけたあと、ぐったり疲れてぼんやりテレビを見始める。

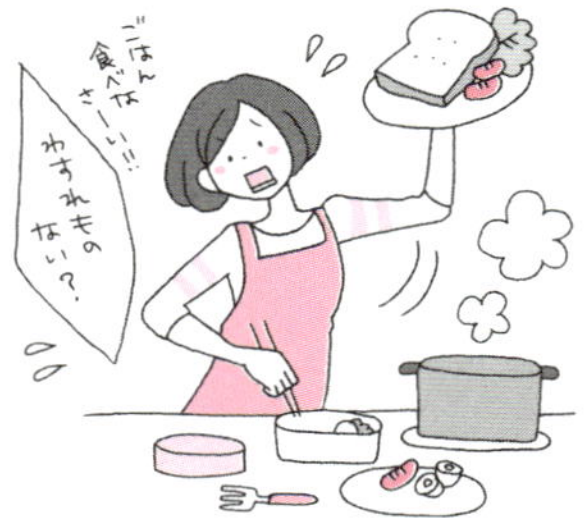
ごはん食べなさーい!!
わすれものない?

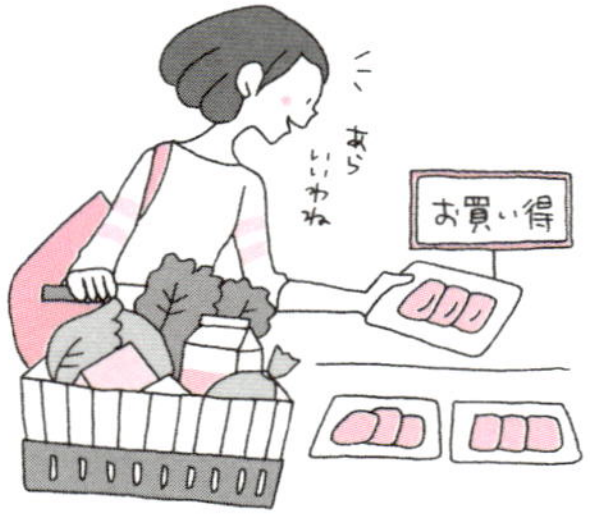
あらいいわね
お買い得

献立を考えるのが面倒、行き当たりばったりに買い物をする。家に帰って必要なものを買い忘れたことに気づく。先週買ったお肉を使い忘れ、だめにしてしまった。

何かを取りに2階へ行ったが、何を取りに来たのか忘れてしまう。かわりに、そこに放ってあった昨日の、山積みになった洗濯物をたたみ始める。変なにおいで、鍋が焦げていることに気づく。

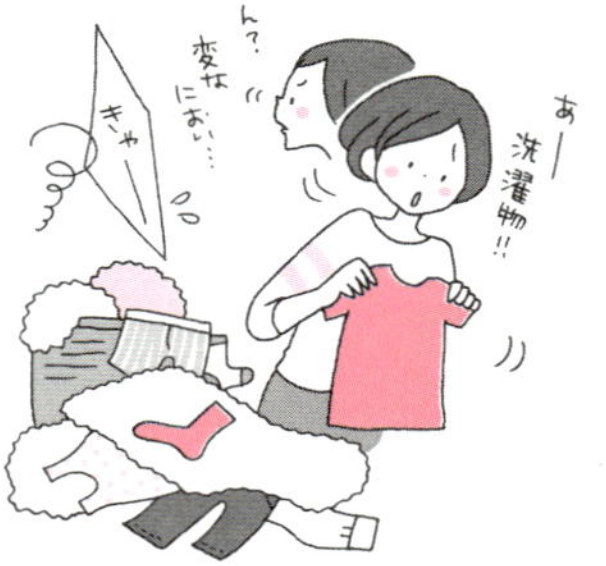
きゃー
ん?変なにおい…
あー洗濯物!!

夕方子どもが帰ってきて「アーもうこんな時間（時間の経つのを忘れてしまう）」。あわてて夕飯の準備をする。掃除機がかけっぱなしで放置されている。

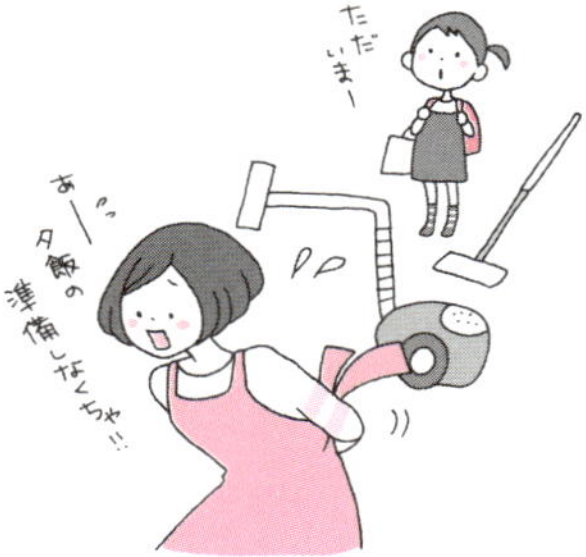
ただいまー
あーっ
夕飯の準備しなくちゃ!!

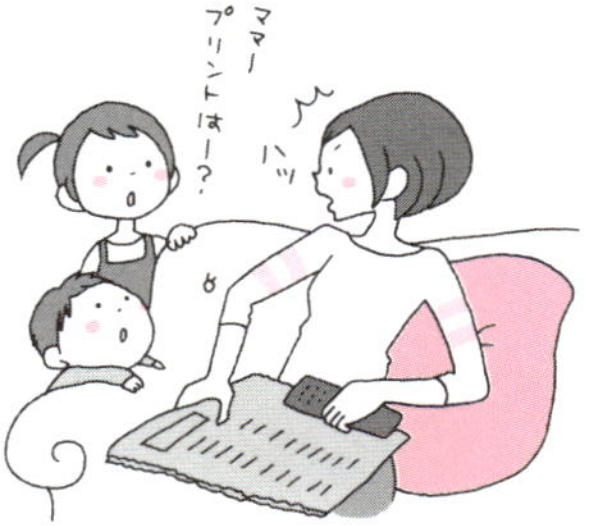
ママー
プリントはー?
ハッ

「保護者会の出欠の紙を出してって先生が言ってたよ」と子どもに催促される。そう言えば、子どもの学校の連絡網を回すのを忘れていた。

子どもの勉強を見てやらなければと思いながら、雑用に追われてできない。

その他こんなことも……

- *流しには食器がうずたかく積まれている（片づけが下手）
- *家事の段取りができない
- *家計簿がつけられない
- *いざというときの備えがない
- *ジムに通うはずだったのに、今日も行けない
  あれこれ興味を持って手を出すが、続けられない
  ペン習字の教材も放置されている
- *計画的でない

CHECK!

こんなこと言われていませんか?

ADHDの症状は、自分では気がつかないことがあります。もし、以下のようなことを他人から言われていたら、あなたもADHDの可能性が。

男性編

- □ 責任感がない
- □ 詰めが甘い
- □ だらしがない
- □ 根気がない
- □ そそっかしい
- □ 不注意なミスが多い
- □ 経費の精算を早くして
- □ アイディアはいいんだけど、段取りが下手
- □ 先の見通しが甘い、見通せない

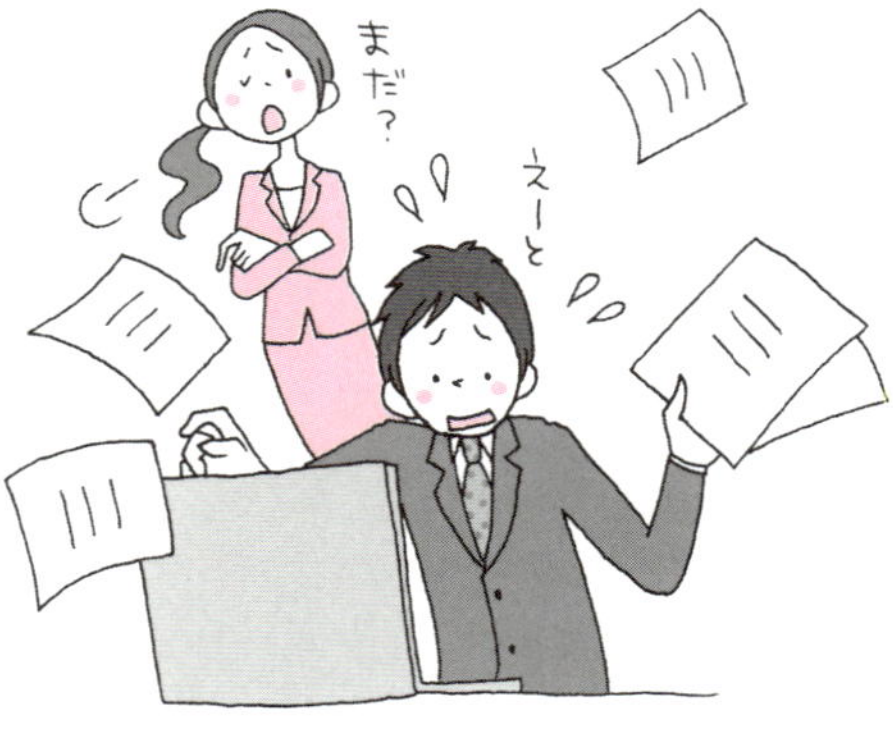

□ 時間の管理が下手、期限が守れない、ぎりぎりになる

□ 『ほうれんそう』ができない

□ いつも貧乏ゆすりをしているなど、落ち着きがない

□ やるべきことをやり遂げられない

□ 書類の作成(簡単なものなのに)、入力が苦手

□ のりはいいけれど、きちんとできない

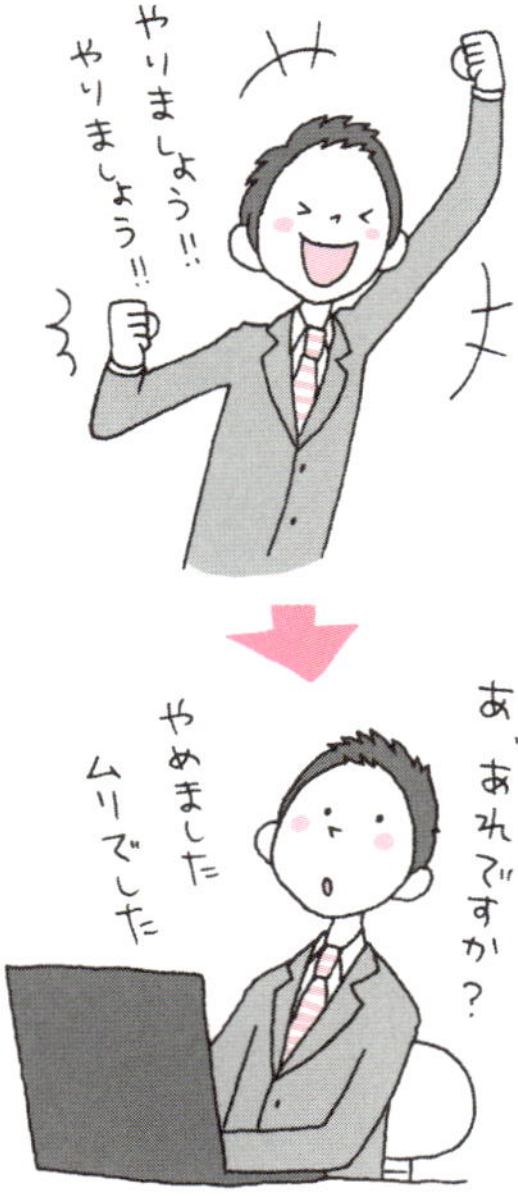
やりましょう!!
やりましょう!!
あ、あれですか?
やめました
ムリでした

□ 長い書類を読むのが苦手

□ グズ

□ いいかげん

□ 調子がいい

□ 食いつきはいいのだけど

□ やればできるのに惜しい

こんなこと言われていませんか？

女性編

- ☐ だらしがないな
- ☐ きちんとしろよ
- ☐ 片づけが下手
- ☐ 子どものしつけが行き届かない
- ☐ 気が利かない
- ☐ 手順が悪い
- ☐ 抜けている
- ☐ いいかげん

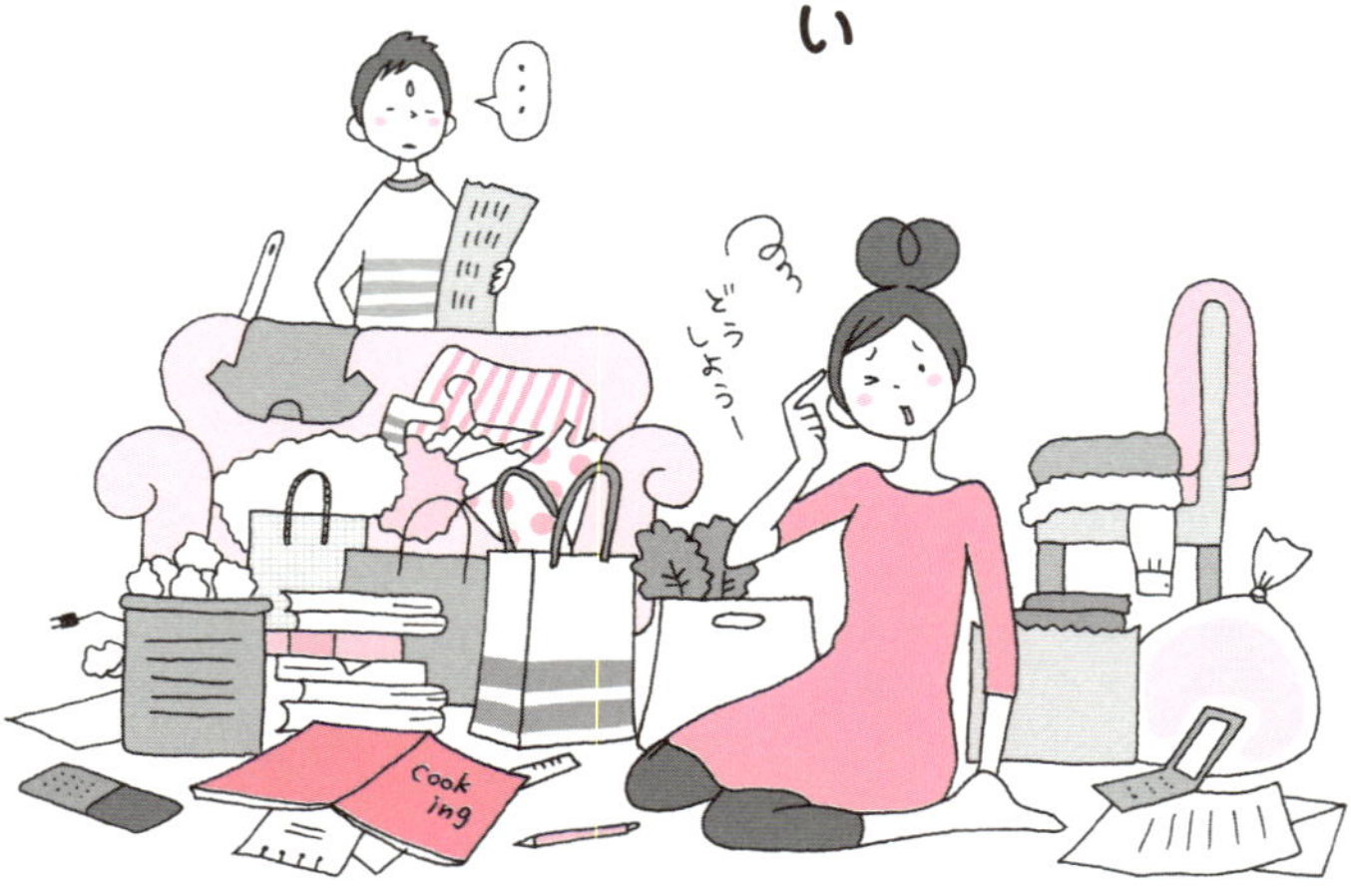

- □ あてにならない
- □ ぼんやりしている
- □ いつもギリギリ
- □ あわてんぼう、そそっかしい
- □ 要領が悪い
- □ 思いつきで行動する
- □ ずぼら

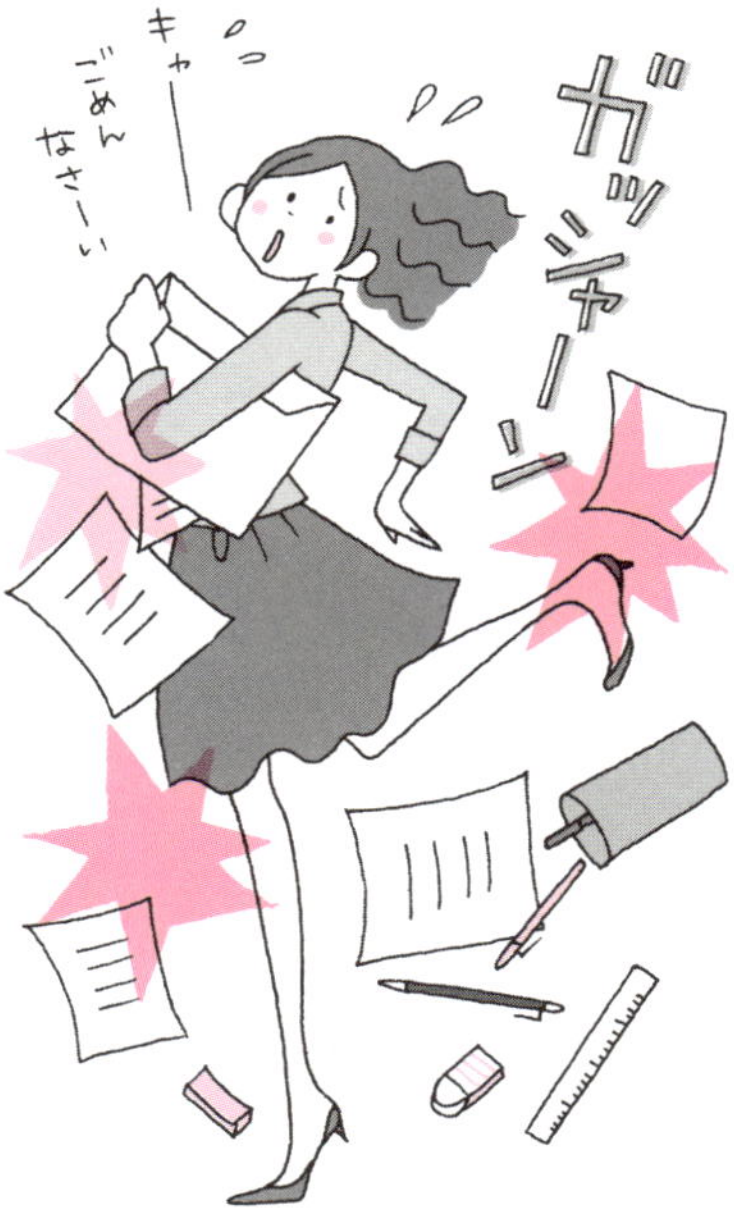

男女の特徴の違いは?

女性の場合は不注意優勢型が多いようです。また、もともと男の子は活発で活動的というイメージで、元気なことはいいことだと容認される傾向にありますが、女性が多動・衝動性優勢型の場合、「女のくせに」などと批判されやすいこともあります。また女性は家庭全般を取り仕切る役割を持つことが多いので、その分負担が多く、ADHDの女性はより困難を感じやすいことも特徴です。

大人のADHDには こんな**特徴**がある

子どもだけの障害と思われがちなADHDですが、実際は大人にもみられ、子どものとき以上に生活に困難を感じている人がたくさんいます。

現在のＡＤＨＤの診断基準には、子どもによく見られる症状がたくさん書かれています。しかしＡＤＨＤは子どもだけのものではありません。大人にも見られ、子どものとき以上に生活に大きな影響を及ぼすことがあります。

ＡＤＨＤの人の行動は、時に子どもっぽく見えることがあります。というのも、ＡＤＨＤの人は自分の年齢や能力に見合った自己コントロール力をそなえていないのです。将来を見据えた計画的な人生設計に基づいて行動し、将来のより大きい楽しみのために今の楽しみを我慢すること（貯金がわかりやすい例です）など、大人としての能力にかかわることが苦手です。

また、ＡＤＨＤの人は過去の経験に基づいて危険を回避し、安全かつ快適に、周りと調和しながら生きるスキルが乏しいか、継続的に発揮できません。衝動的で、ほしいものがあればすぐにでも手に入れたいと思う傾向があり、いつも楽しいことを探し（人生楽しいことばかりではないのに）、単調な毎日に耐えられないと感じがちです。

さらに、ワーキングメモリーと呼ばれる脳の中の「記憶のお盆」が小さいために、覚えておくべきことがのせられず、大事な記憶がポロポロとこぼれ落ちてしまいます。活動そのものを忘れることもありますし、肝心の自分の言ったことさえ忘れてしまうこともよくあります。

こうなると、「いい人なんだけどあてにならない」とか、「ミスばかりするので戦力にならない」とか、「目新しいことにばかり飛びつくから危なっかしい」などという評価に甘んじなければなりません。

いやなことが起こると踏ん張って打開するというよりも、そこから逃げ出そうとしがちで、ＡＤＨＤではない人に比べて、転職や離婚をする割合が高いのが特徴です。人生のさまざまな局面において、不安定になりがちです。

子どものＡＤＨＤと大人のＡＤＨＤの違いって何ですか？

特徴自体は大人も子どもも変わりません。両親や教師など自分を手助けしてくれる存在がいるかいないかが、一番大きな違いです。

ＡＤＨＤの人が大人になると、子ども時代のようにいろいろ配慮し指導してくれた先生や、手助けしてくれた親はいなくなります。代わりに上司や同僚の目があり、ほとんどの場合、その人たちは助けてくれるというよりも、ＡＤＨＤの人に対して、やるべきことを自力で達成することを求めます。

また、子どもの場合には自分が不注意や多動・衝動的だからといって、本人はあまり困っていないことが多いのですが、大人になるとＡＤＨＤのために起きるさまざまな結果に直面し、その責任を自分で取らなければならず、困難を感じることが増えます。

このように大人の場合、自己責任として任される部分、つまりＡＤＨＤの人の苦手な部分が仕事に直結してきます。また家庭生活でも子ども時代とは異なり、やるべき家事や子育てなど責任が大幅に増えます。

大人になると、手助けしてくれる人がいなくなる

子ども

- 親や教師がフォローしてくれる
- 「子どもだから」という理由で、あまり大きな問題にならない
- 子ども自身が困っていないことも

成長するに従って……

・1／3程度が思春期までに症状がなくなる
・次の1／3の人は、症状が残るものの目立たなくなる
・残りの1／3は、大人になっても困難を生じる

大人

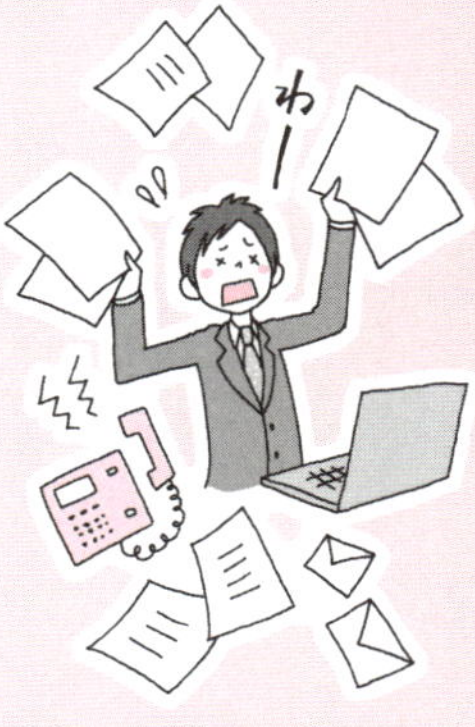

- 守ってくれる親や教師がいなくなる
- 仕事や家事など、やるべきことが大幅に増える
- 自分で責任を持たなければならない
- 周囲から「大人として」の行動が求められる

自分でやったことの結果が全て自分に降りかかってくる → 困難が大きくなる

ＡＤＨＤの原因は 脳の機能障害

ADHDの人は、不注意、多動性、衝動性が表れやすい「脳のつくり」をしていて、前頭前野や腹側線条体という部位に障害が見られます。

ＡＤＨＤの起こるメカニズムとして、脳の前頭前野や腹側線条体《ふくそくせんじょうたい》などの機能不全が原因とされています。ＡＤＨＤの場合、この部位でドパミンと呼ばれる神経伝達物質がうまく働きません。実際に脳の画像を見ると、この部分の血流量が減少している例もあります。治療薬を服用すると、これらの部位での神経細胞間のドパミン濃度が上昇する、また血流量が改善するという研究報告もあります。

前頭前野は、脳の前部にあり、脳の司令塔ともいうべきところです。この部分では、過去の出来事を参考に将来を見極める、言語を使って思考する、非言語のイメージを用いて想像するなど、自分の経験を有効に活用して先を見通し長期的な目標を定め、それに合った言動を行うようにプランを立て、遂行するという重要な役割を担っています。ＡＤＨＤの人はそのプロセスがうまくいかないために、やるべきことに取り掛かれない、やり遂げられない、注意の持続ができない、行動や感情のコントロールができないという症状が起きます。

また腹側線条体と呼ばれる部位では、衝動のコントロールを行っています。ADHDの人は、リスクがあるけれど楽しそうな目先の誘惑に惹かれてしまうなど、衝動の抑制が難しいと考えられています。モチベーションを維持するのが困難で、やる気があってもそれを持ち続けられないので、やろうとしたことをやりぬくことができません。

また覚醒水準を程よく保つのが苦手で、退屈だとすぐ眠気を感じやすくなります。ものごとに感情的に反応しやすく、自分の気持ちを抑えた方が有利という状況でも、怒りに身を任せてしまいがちです。つまり先のことを考えずに場当たり的に行動しがちです。

基本的にADHDの原因は生まれつきのものですが、環境からの影響も見逃せません。一卵性双生児の研究から、遺伝的には同じ資質を持っていても、環境が整っていればADHDを発症することは少なく、経済的、社会的、家庭的環境が整っていないとADHDを発症しやすくまた重症化する傾向も強くなります。

ADHDの原因は脳の機能障害

主にこの2ヵ所に障害がある

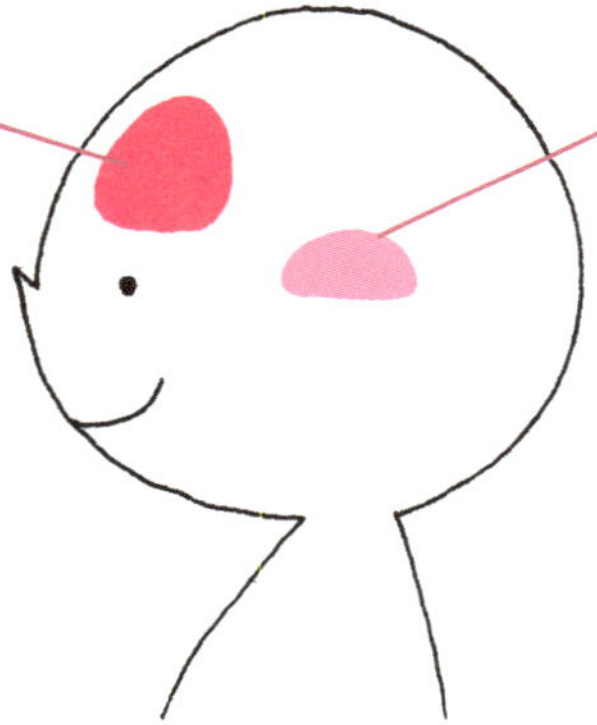

前頭前野

何をするところ?
記憶をまとめたり、感情をコントロールしたりする「脳の司令塔」

ここの働きが
低下すると……

- 行動や感情のコントロールができなくなる
- ワーキングメモリーが少なくなる

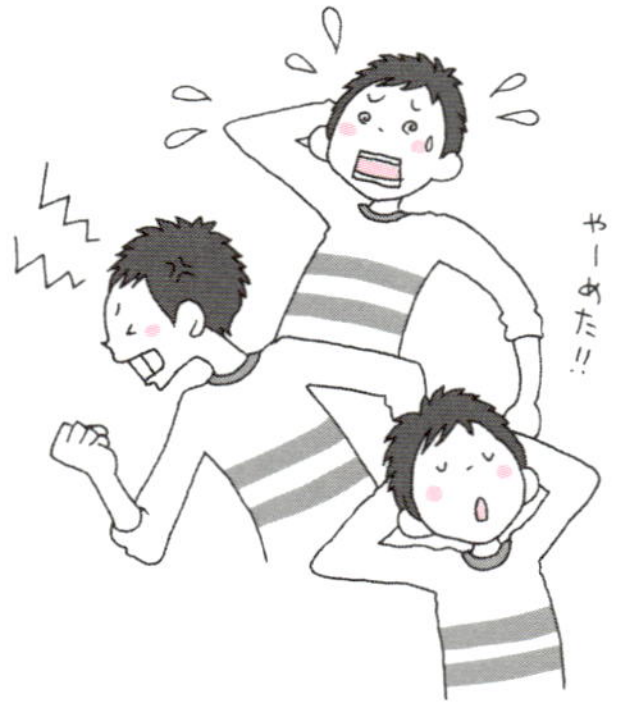

注意の持続ができず、すぐに飽きてしまう

腹側線条体

何をするところ?
不適切な報酬や目先の楽しみを得ようとする衝動を制御

ここの働きが
低下すると……

- 衝動の抑制ができなくなる

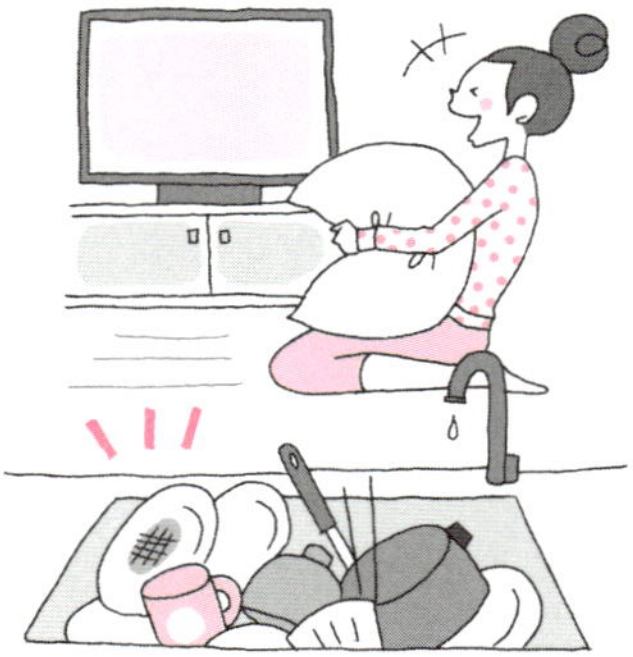

やらなければいけないことがあっても、つい目先の誘惑に負けてしまう

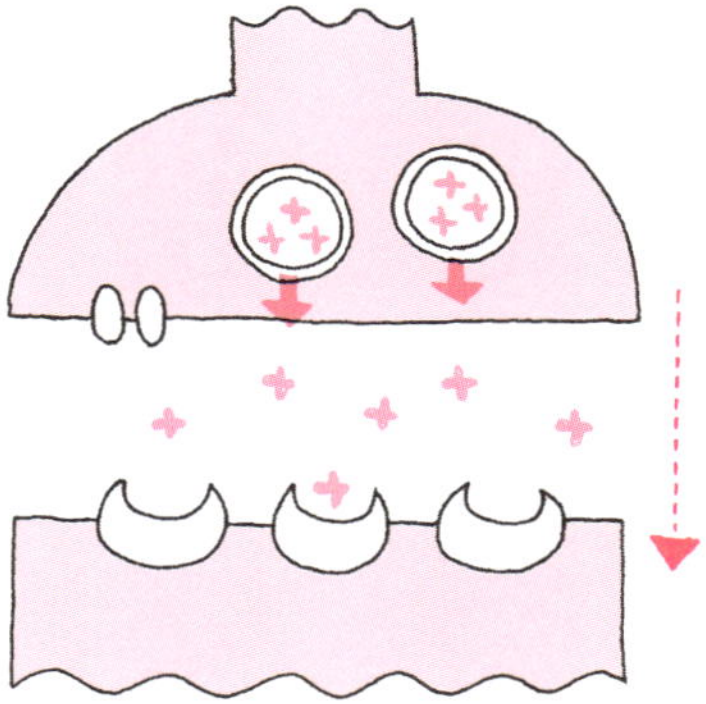

シナプスとは……

神経細胞同士の情報伝達を行う部位。シナプスとシナプスの間で、神経伝達物質（ドパミン）のやりとりが行われることにより、情報が伝わる

どうして脳の働きが低下してしまうの？

シナプス間のドパミン濃度が低く、情報伝達が正常に行われないため

しかし、脳の機能障害だけで症状が出るわけではない。家庭、学校、職場などの**環境的要因**がからみ合って、症状が強くなったり、弱くなったりする

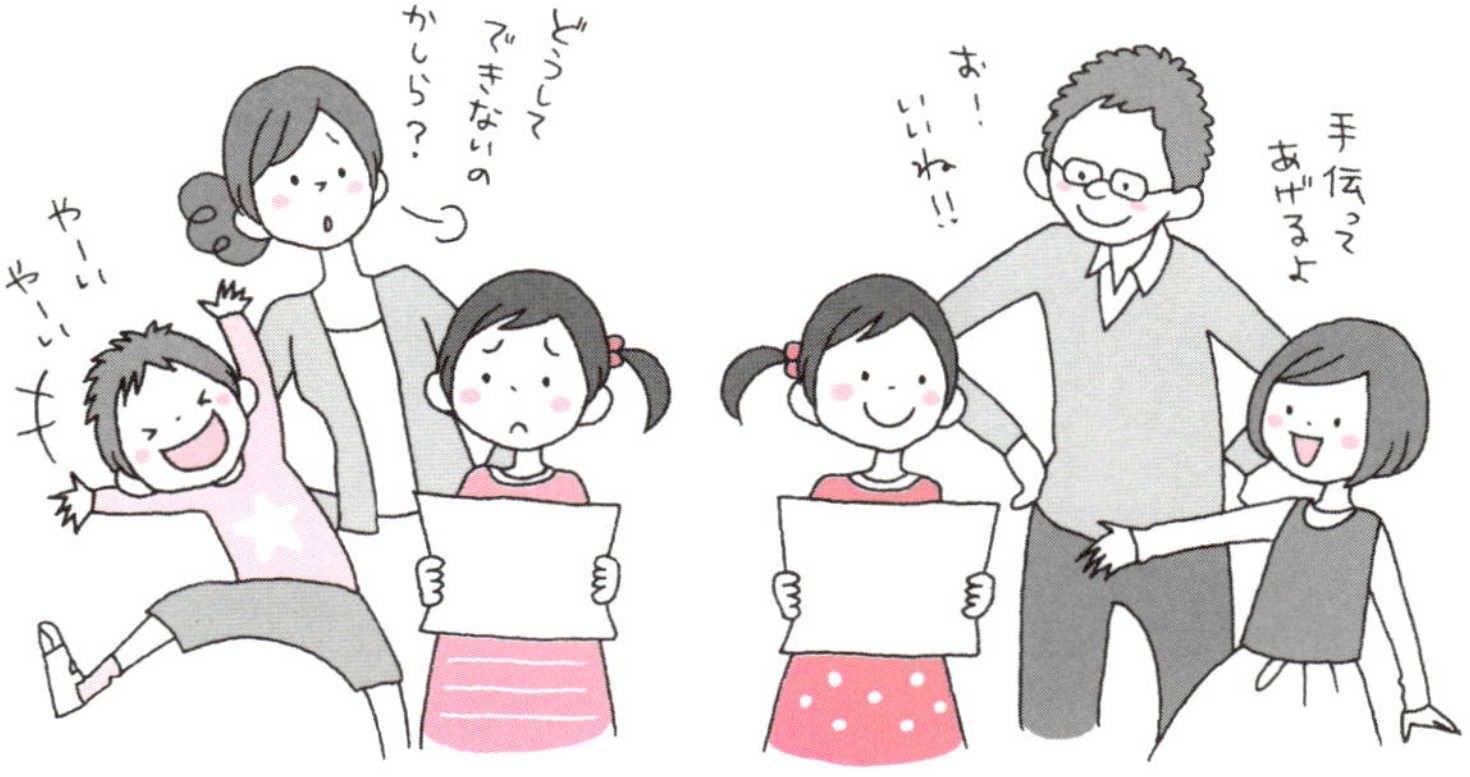
どうしてできないのかしら？
やーいやーい
お！いいね!!
手伝ってあげるよ

ADHDは「遺伝」するの？

ADHDは脳の機能障害が原因です。遺伝で性質が受け継がれる場合があります。家族や親せきにADHDの人が複数いることも珍しくありません。

ADHDには遺伝的な要因が関連していると考えられています。自分がADHDであれば、父親もADHDである可能性があり、子どももADHDである確率が高くなると言われます。家族や親せきに複数のADHDの人、あるいはADHD傾向がある人がいる場合も珍しくありません。

これは遺伝子を受け継ぐということもありますが、ADHDを持つ親に育てられたために、地道に勉強の習慣や生活習慣を身につける訓練を受ける機会が乏しかったこと、また堅実な生活スタイルを経験する代わりに、親の刹那《せつな》的、または衝動的なライフスタイルを見聞きしたということにも関連するかもしれません。

また、母親の喫煙や飲酒、低出生体重児なども、ADHDの発症に関連すると言われています。

ADHDは遺伝することがある

親がADHDの場合

脳の機能障害の遺伝により……

子どももADHDになる可能性がある

※必ずしも遺伝するわけではない

また、

ADHDの親は

- 子どもに、地道に勉強する習慣を
身につける訓練を受けさせる機会が少ない
- 親自身の刹那的・衝動的なライフスタイルを
子どもに見せてしまう

その結果

ADHDの子どもは、その症状が強くなる

※母親の喫煙や飲酒、低出生体重児も発症に
影響があると言われている

自分でできる!

ADHD傾向チェック

以下の症状の多くにあてはまる場合、ADHDである可能性があると言えます。ADHDの傾向があるかの目安にしてみてください。

不注意の症状

- □ 仕事や家事などでケアレスミスが多い
- □ 集中力がない、気が散る
- □ 直接話しているのに聞いていないように見える
- □ 計画や準備が苦手
（決められたやり方や手順に従うのが苦手）
- □ 精神的努力の持続が必要な課題を避ける、いやいややる
（書類の作成、データ入力、長い文章を読む、など）
- □ 必要なものをよくなくす
- □ 外からの刺激や、関係のない考えで注意がそれやすい
- □ 毎日の活動を先送りする。やりのこした仕事がたくさんある
（請求書の支払いなど）
- □ やらなければと思いつつ、とりかかれない
- □ 力が出しきれていない、目標に達していないと感じる

多動性・衝動性の症状

□ 手足をよく動かす、座っているときもじもじする

□ 座っているべき状況で落ち着きがない

□ 落ち着きなく動き回る。
落ち着かない感じをいつも抱いている

□ 余暇活動のときなど声が大きい、うるさい

□ いくつもの計画が同時進行し、完成しない

□ 人の話を遮って話してしまう。思ったことをぱっと言う

□ 順番を待つ、列に並んで待つのが苦手

□ 人の邪魔をする

□ 考えずに行動する、衝動的に重要な決断をする

□ せっかち、気ぜわしい

□ 常に強い刺激を追い求める

□ 退屈さに耐えられない

□ 短気で、ストレス、欲求不満に耐えられない

□ 誘惑に抵抗することがむずかしい

大人のADHDはどのように診断される？

精神疾患の中には、ADHDと似たような症状を起こすものがいくつかあります。診断ではそれらをきちんと区別することが必要です。

p36〜37の項目がたくさんあてはまったとしても、それだけで診断がつくわけではありません。実はＡＤＨＤ以外にも、似たような症状を起こす状態や精神疾患がいろいろあります。

診断するためには、「それらの状態ではない」ことが必要になってきます。そのため、自己判断することは気をつけなければなりません。

また、ＡＤＨＤの人は、小さい時からＡＤＨＤの症状が持続している場合が多いので、親から小さい頃の情報を聞きとることや成績表などにどのように当時の様子が記載されているかも、大切な情報になります。周囲の人の意見も参考になるため、可能であれば、職場の上司や配偶者がその人の言動をどう考えているかもわかるとベストです。

知能検査や心理検査、画像診断などからも、有益な情報が得られます。

診断にはこんなことに注意が必要

ADHD以外にも、
不注意、多動性、衝動性のような症状を持つ
精神疾患がある。
（例えば統合失調症や不安障害、人格障害など）

↓

本当にADHDかどうか、
他の精神疾患ではないか、
きちんと見極めることが大切

この2つが診断に役立つ

小さい頃の様子がわかる記録

教師からのコメントが書かれた成績表や、親からの情報により、小さい頃からADHDの症状が持続しているかどうかがわかる。

周りの人の声

職場の上司や、家族など、身近に接している人たちが本人の言動についてどう考えているかがわかると、診断の際に非常に役立つ。

よく比較される「アスペルガー症候群」の特徴は？

人の気持ちがわからない、場の空気が読めないなど、他者とのコミュニケーションに困難を生じるのが、「アスペルガー症候群」の大きな特徴です。

アスペルガー症候群は自閉症スペクトラムのひとつです。社会性の障害（対人関係が不器用）、コミュニケーションが下手、社会的想像力の問題や感覚過敏を抱える発達障害です。最近、非常に注目を集めています。

相手の意図がわからない、その場の状況が読めない、複数の人との会話が苦手。言葉を真に受けやすく、冗談が通じにくい人もいます。

こだわりが強く興味を持つものについては、膨大な知識を持っています。融通が利かないため協調性がないと思われ、ものごとの全体像やプロジェクトの全体の進行状況を見誤ることもあります。必要に応じて、援助や助言をもとめることができません。孤立しがちなことが多いです。

アスペルガー症候群の人の約半数は、ＡＤＨＤ様の症状を合併すると考えられています。

「アスペルガー症候群」の主な特徴

「アスペルガー症候群」は、自閉症スペクトラムのひとつ

自閉症スペクトラム（連続体）とは

　自閉症、高機能自閉症、アスペルガー症候群は、同じ特徴を持った連続体の障害と考えられていて、自閉症スペクトラムと呼ばれている。社会性（対人関係）、コミュニケーション、想像力の障害を併せ持つ。

　症状の重い自閉症から、症状が軽くても社会生活で問題を抱えるアスペルガー症候群もある。

「アスペルガー症候群」の人はこんな困難を抱えている

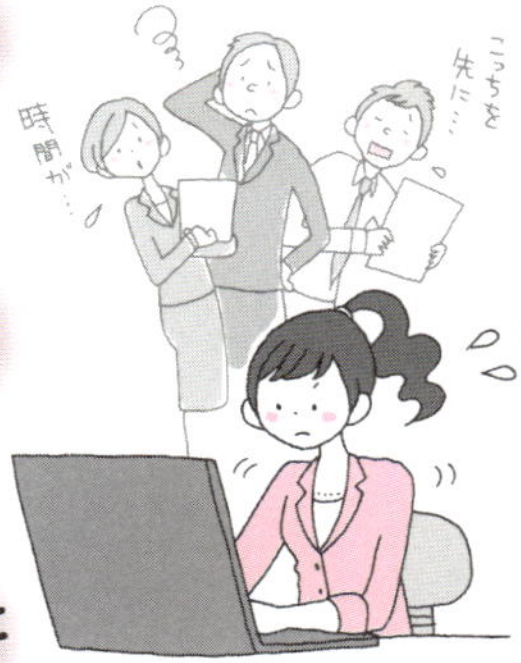

- 場の空気が読めない
- 他人の気持ちがわかりにくい
- こだわりが強すぎる
- 冗談が通じない
- 完璧にやらないと気がすまない
- 指示されないと動けない

※自閉症とは違い、知的発達の遅れがないことも「アスペルガー症候群」の特徴のひとつです。

ＡＤＨＤと「アスペルガー症候群」はどう違うの？

「アスペルガー症候群」もADHDも、不注意や衝動性という同様の症状を示すことがあるため、間違えられることがよくあります。

アスペルガー症候群の人が困難に感じることの中心は、対人関係です。ＡＤＨＤと似ているようでも、違いがあります。パニックのときに慌てる様子や不安や緊張から落ち着かない様子は、ＡＤＨＤの多動性と見誤られるかもしれません。作業の一部にとらわれて、きちんと完全にしようとするあまり作業全体が遅れてしまい締め切りに間に合わない。同時にいくつかの作業をこなすのが苦手なのでケアレスミスが多く、ＡＤＨＤの不注意の症状に似て見えます。また、状況を把握するのが苦手で、相手がどう思うかを考えないため行動が衝動的に見えます。

このようにアスペルガー症候群では、症状は似ていても、ＡＤＨＤとは原因が違うので、対応法も異なります。

ＡＤＨＤの人は、対人関係での困難さはそれほどありません。「どうすべきかわかっているのにできない」のが、ＡＤＨＤの特徴と考えていいでしょう。

ADHDとアスペルガー症候群はここが違う

同じ「相手を怒らせる」場合でも……

ADHDの人は

遅刻をしたりミスが多かったりと他人の怒りを買うような行動が多いが、他人の気持ちをくみ取る能力はある。

アスペルガー症候群の人は

他人の気持ちが理解できないために、失礼な対応をとったり、発言をしてしまい、その結果相手を怒らせてしまう。

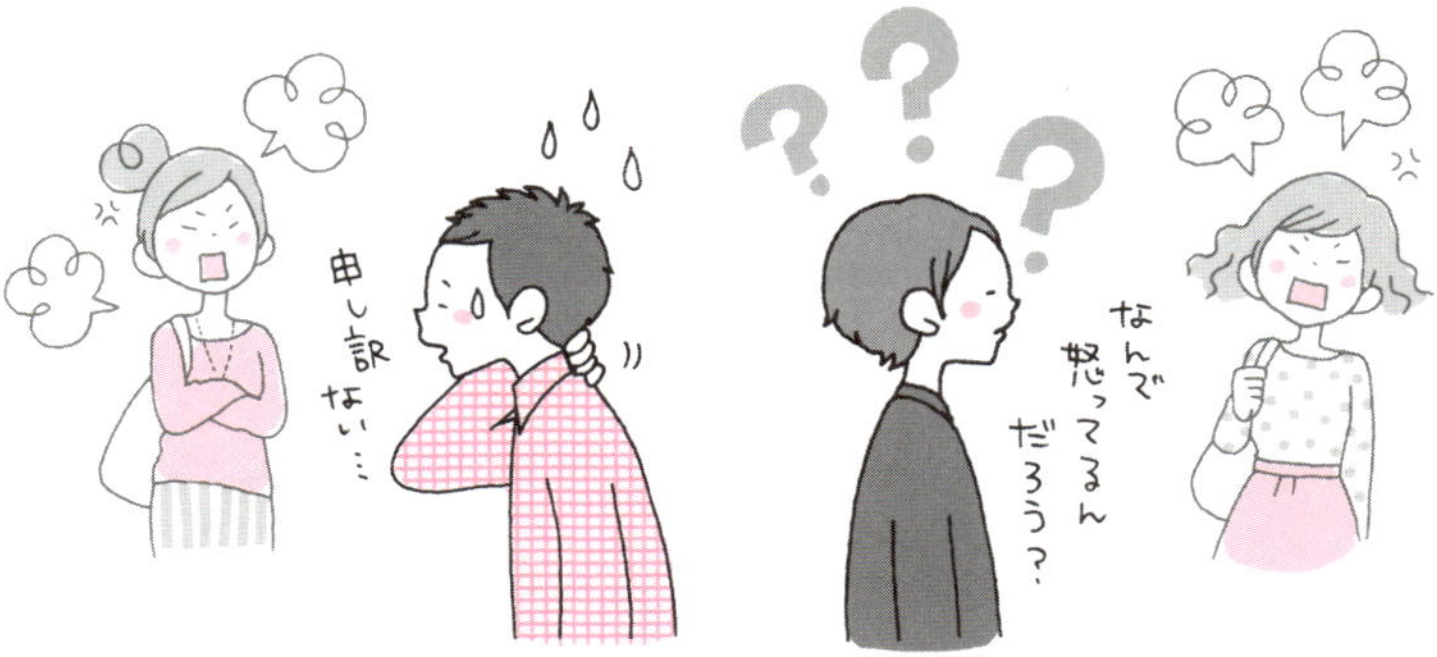

同じ「納期を守れない」場合でも……

ADHDの人は

ミスが多かったり、やるべきことになかなか取りかかれないことが原因。締め切り自体を忘れてしまうことも。

アスペルガー症候群の人は

作業の一部にとらわれ、そこを完璧にしようとするあまり作業全体が遅れてしまうことが原因。状況を把握することが苦手。

間違えられやすい「ＬＤ」の特徴は？

LDとは、知的能力はあるのに、読み書きや計算などに極端な遅れがある学習障害のこと。ADHDの人がＬＤを合併するケースはよくあります。

ＬＤは全体的な知的能力は標準なのに、読みが苦手（読字《どくじ》障害）、書くのが苦手（書字《しょじ》障害）、計算や算数が苦手（算数障害）など、特定の学習能力が小学校低学年では1学年程度、高学年以上では2学年相当以上遅れている状態をいいます。

読字障害では文章を読む、また内容を理解するのが困難。書字障害では文字を書く、漢字、作文で苦労します。パソコンの普及で楽になりましたが、申込書などを手書きするときに何度も間違えてしまいます。報告書をまとめるのも苦手です。お金の計算や家計の切り盛りが下手という人には算数障害の人がいます。

ＬＤを持っていると、日常生活や仕事での能力に影響します。単に不注意だからできないというわけではなく、認知面に弱さを持っているためにうまくいきません。ＡＤＨＤの人がＬＤを合併することもあります。

読み、書き、算数が極端に苦手な「LD」

LD＝

Learning Disability
（学習）　（障害）

知的能力は水準なのに、
特定の学習で極端に遅れがあること

読字障害……読むのが遅い、内容の理解が難しい

書字障害……文章や漢字を書くことが苦手

算数障害……計算が苦手、数量などの概念の理解が困難

ADHDは
LDを
合併することがある

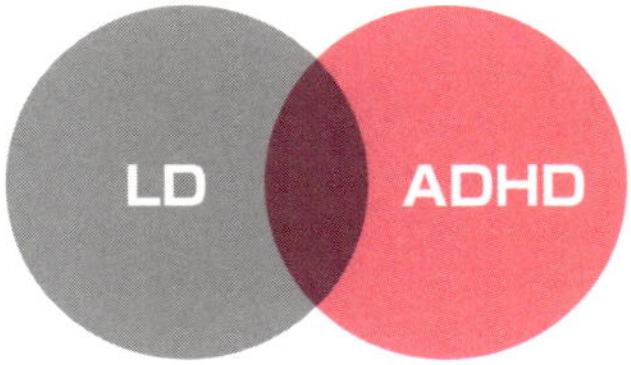

ADHDの人の多くは学習上の問題を抱えていることが多い。
LDを合併していることが原因の場合もあるが、集中力が
持続しないというADHD自体の症状が原因である場合が多い

間違えられやすい「うつ病」の特徴は？

“片づけられない”“ミスが多い”など、ADHDとうつ病は似たような症状が現れます。また、ADHDの人は、二次的にうつ状態になることもあります。

うつ病は、意欲の低下、食欲不振（または増進）、睡眠障害、将来への希望がなくなるなどの症状が現れ、全体的に活動のレベルが下がります。

そのために、部屋を片づけられない、やるべきことを忘れる、集中できないなどのＡＤＨＤに似た症状が現れます。うつ病は過労や過度の心労などから発症しやすく、休養や薬物療法が必要です。

一方、ＡＤＨＤの人は二次的にうつ病になることがあります。ＡＤＨＤのために学校や職場でうまくいかない経験が続くと、次第に自信がなくなり自己肯定感も低くなり、うつ状態になっていくのです。

もともとＡＤＨＤがあってうつ病になった人の場合には、抗うつ剤による治療だけでは状態が十分に改善しないこともあります。根本にあるＡＤＨＤへの治療も併せて行うことが大切です。

活動のレベルが下がる「うつ病」

うつ病の主な症状

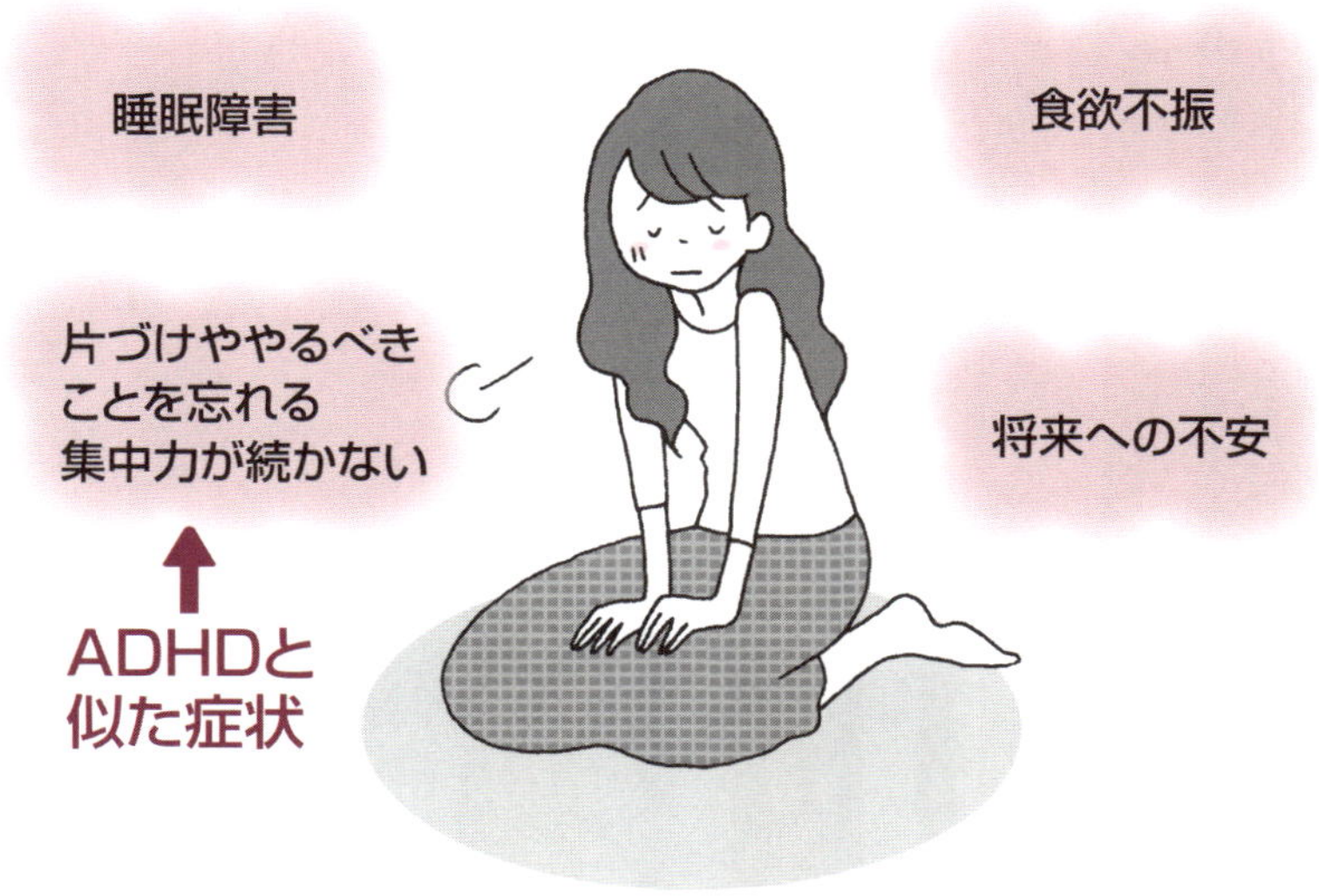
睡眠障害
食欲不振
片づけややるべき
ことを忘れる
集中力が続かない
将来への不安
ADHDと
似た症状

ADHDの人は、二次的にうつ病になることも

その場合

不注意や衝動性などのせいで、
頑張ってもよい結果が出ず、
焦ったり自分を責めたりしてしまうことが
大きな原因

うつ病の治療だけでなく、
根本にあるADHDの治療を併せて行うことが重要

間違えられやすい「双極性障害」の特徴は？

ADHDは気分の波があるという点で、双極性障害に似ていますが、双極性障害のほうが変動の波は大きく、周期も長いのが特徴です。

以前は躁うつ病と呼ばれていました。気分の波があり、躁状態のときには活動的になり動きも多く、自分は何でもできるという有能感を持ち、お金の使い方も激しくギャンブルや性的逸脱行動も見られます。

その時期が過ぎるとうつ状態となり、活動性は極端に低くなり憂うつでやる気が起きない、普段は楽しめる活動にも喜びを感じなくなるというように、気分の大きな揺れが見られます。

ＡＤＨＤの人にも気分の波は見られることがあり、活動的、衝動的な行動をする点は似ていますが、双極性障害では気分の変動の波がずっと大きいのが特徴です。

またＡＤＨＤの人の気分の波は、一日に何度も見られる、または数日間続くなど持続期間が短いのですが、双極性障害の人の躁状態では2週間程度その状態が持続することが多いのです。

“躁”と“うつ”が周期的にあらわれる「双極性障害」

双極性障害の主な症状

躁状態のとき

- 活動的で散漫
- 有能感を持つ
- 不注意で気が散る

など

2つの状態が周期的にあらわれる

うつ状態のとき

- 憂うつ
- やる気がなくなる
- 食欲不振・睡眠障害

など

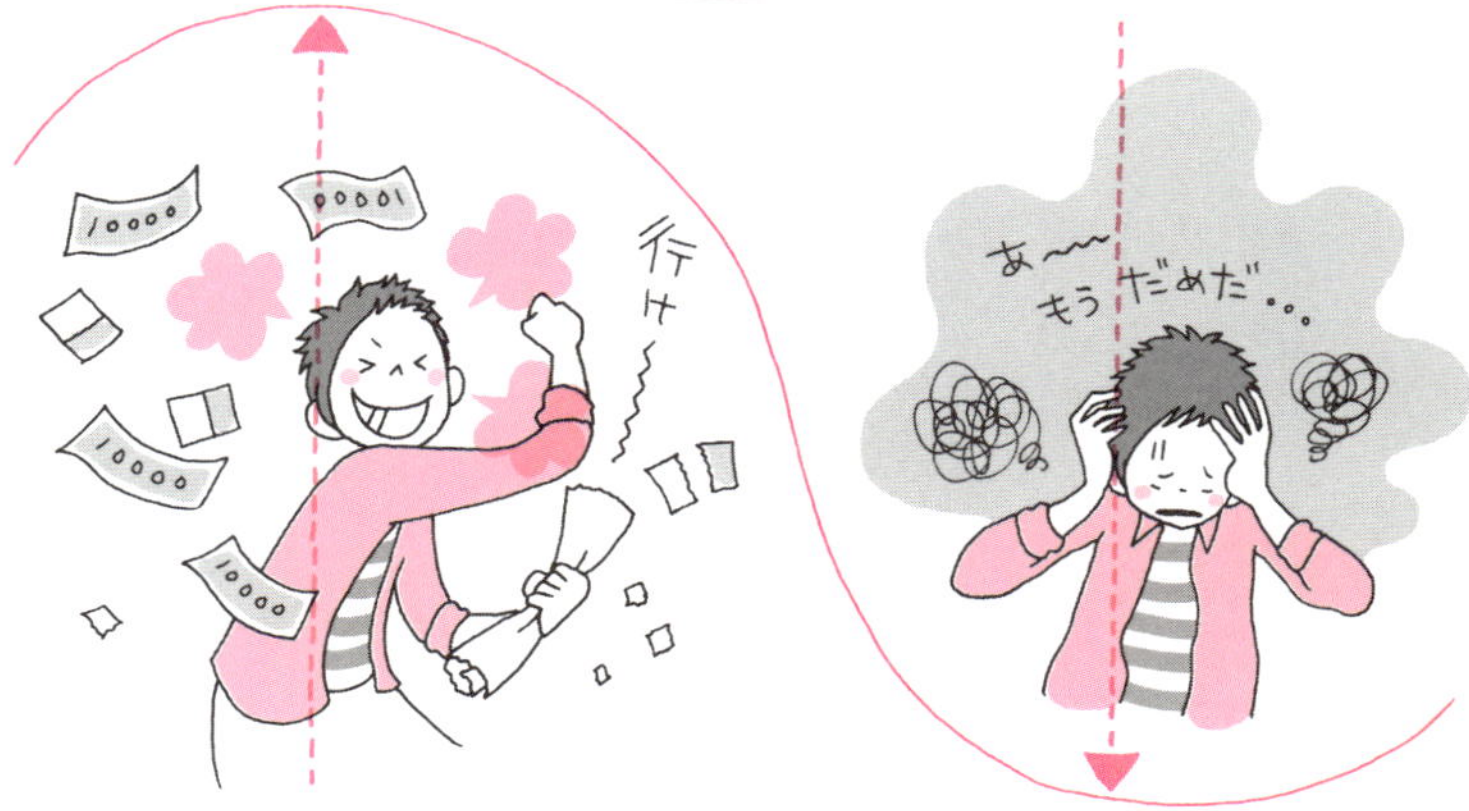

ADHDにも気分の波はあるが、
双極性障害ほど変動の波は大きくない。
また、ADHDの気分の波は持続的でなく
双極性障害とは異なる。

コラム

ADHDは才能でもある

ADHDの人はあれこれ気が散り、ひとつのことを継続して行うのが苦手なことが多いです。

けれども、この特徴がいい方向に働く場合もあります。既成のルールや常識にとらわれない特徴も、誰も思いつかなかったような新しいアイディアを生み出す、直観力にすぐれるなどと創造性や独創性、また発想の柔軟さにつながることもあります。

芸術家や発明家、起業家などのなかにはこんな面をうまく仕事に生かしている人もいます。

衝動的に反応してしまうという面は、素早い判断が求められる局面では俊敏さ、卓越した行動力ともなります。こうした特徴は緊急性をともなう職種では重要な資質ともなります。

第2章

大人のADHD こんなときどうする？

毎日の生活で困難を感じているADHDの人も、ちょっとしたコツをつかめば、もっと快適に毎日を過ごすことができます。この章では、お悩みごとに具体的な対処法を紹介します。

大人のＡＤＨＤの対処法①
時間の管理が苦手

「いつのまにか時間が経っていて、やるべきことができない」というのがADHDの人の症状。時間割りをつくって、生活のリズムを整えましょう。

ＡＤＨＤの人は時間の感覚が弱いことがあります。なにかに夢中になっていて、あるいはぼんやりしていて、「あっ、こんな時間！」となりやすいので、タイマーや携帯電話のアラームで、時間を区切るようにしましょう。

学生時代のように、自分用の時間割りをつくり、日々の生活のリズムを整えやすくします。時間割りが決まっているほうが、習慣づけやすいのです。

時間割りができたら、決めた時間に**始める**練習、決めた時間**続ける**練習、活動を**やり遂げる**（完了させる）練習をします。きちんとできたら自分に〝ごほうび〟をあげる制度をつくり（62ページ参照）、モチベーションを上げ、かつキープします。

また、睡眠時間を十分取ることは、日常生活を整えるための出発点です。体と心を休息させ、明日は今日よりスムーズに暮らせる、を目指しましょう。

時間の枠組みをつくることで段取りがよくなる

ADHDの人は
時間の感覚が弱いので……

- **仕事や家事を段取りよくこなせない**
- **いつも時間に追われて休息の時間が持てない**

時間割りとアラームで解決

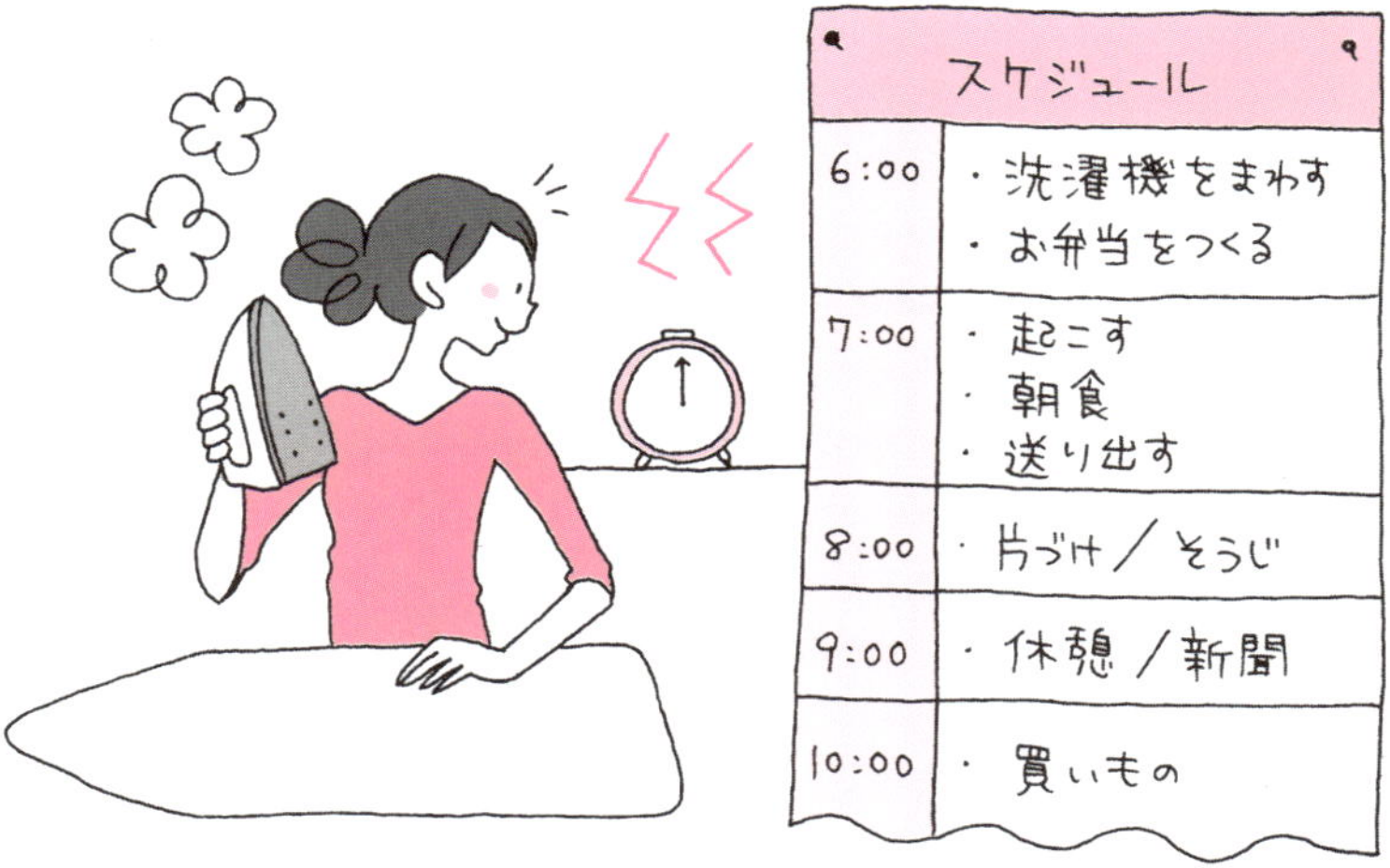
スケジュール
6:00
・洗濯機をまわす
・お弁当をつくる
7:00
・起こす
・朝食
・送り出す
8:00
・片づけ／そうじ
9:00
・休憩／新聞
10:00
・買いもの

時間割りをつくるときのポイント

とにかく「完璧にしない」こと。時間割り通りにできないと「私ってダメなんだ」と自己評価を下げてしまうので、休憩時間を設けるなど「ゆるめ」の時間割りにすることが重要です。

大人のADHDの対処法②
せっかちですぐにイライラしてしまう

ADHDの人は衝動的で気持ちの抑制が苦手なので、イライラすることがよくあります。自分がせっかちだと知り、上手に心のブレーキをかけましょう。

まずは、自分がせっかちという事実を受け入れてください。ほかの人がみんなぐずぐずしているように思えるときは、あなたがせっかちなのかもしれません。人をせかさず、自分がペースダウンします。車を運転していて、黄色信号や赤信号で交差点に突っ込むのを繰り返しても、事故のリスクはどんどん高まるだけで、到着時間はそんなに変わらないのと同じです。

イライラすると、心のエネルギーを無駄遣いしてしまいます。イライラを受けた相手も嫌な思いをするので、人間関係も悪化してしまいます。うまくいくためにはあなたの時計をゆっくり刻ませることです。また、イライラしそうになったら、その場から離れ、クールダウンするのも良い方法です。

程よくブレーキをかければ、かえって仕事ははかどり、周りとのコミュニケーションもよくなります。

心にブレーキをかける練習をしよう

ADHDの人は、
じっとしていたり、相手の話を長時間聞くのが
苦手なので……

すぐにイライラしてしまう

イライラしたら、心にブレーキをかけよう

この方法が
おすすめ

- その場から離れる
- 音楽を聴いてクールダウン
- お守りグッズを持ち歩き、イライラしたらそれを見て思い出す

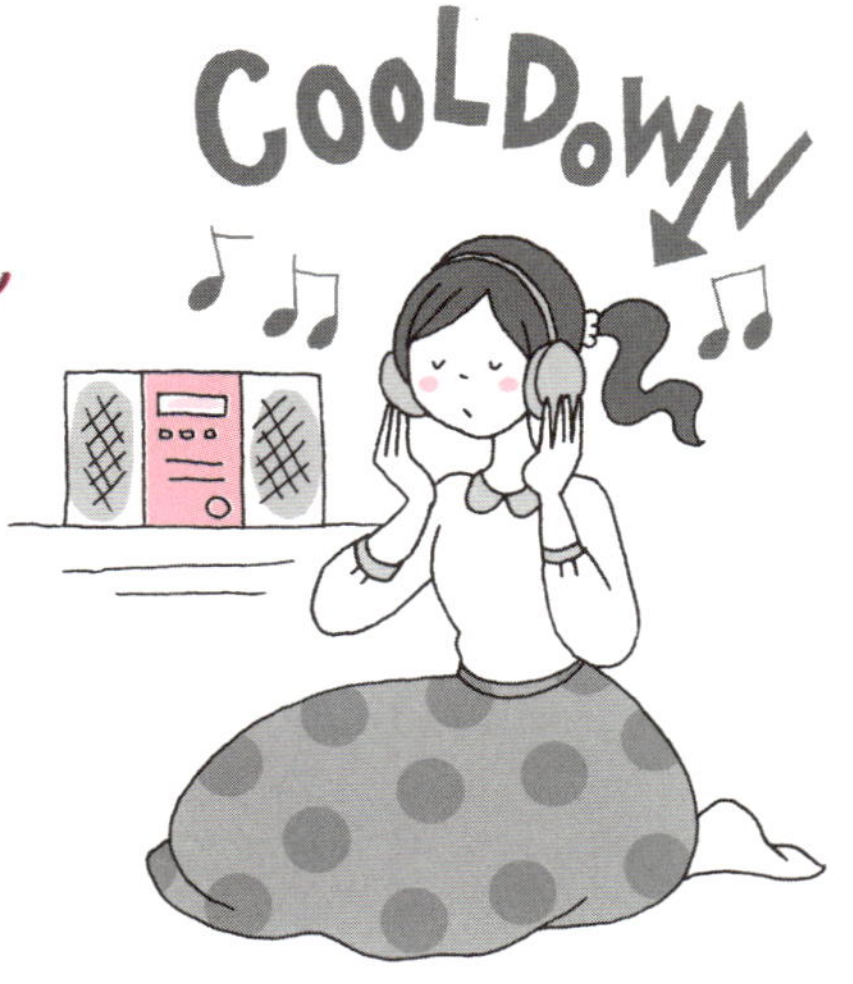

大人のADHDの対処法③
結論を急ぎ、失敗してしまう

すぐにものごとの白黒をつけたがるのがADHDの特徴。何かを決断するときは、メリット、デメリットを冷静に考えるようにしましょう。

ADHDの人は重大な決断を衝動的に行う傾向があります。感情に左右されやすく、またものごとの保留状態に耐えるのが苦手。白黒つけたくなるのです。大事な意思決定をする際も「待つ」ことが大事。結果をすばやく手に入れたい気持ちはわかりますが、少し考え、少し待ち、反応を遅らせることでよりよい判断ができ、自分にとってよりよい結果が生まれることも多いでしょう。

会社を辞める、離婚する、家を買うなどでは、特に、その行動をするメリット、デメリット、しないことによるメリット、デメリットを考えてみましょう。表にしてみると、客観的に判断できるのでおすすめします。

同じ「待つ」でも、列に並んで待つのはささいな「待つ」ですが、これはイライラを意識から消す作戦でいきます。「このくらい待つのは普通。私はイライラしないぞ」と心を落ちつけて。一緒にいる人まで不愉快にさせずにすみます。

行動に移す前に、冷静に考える時間をつくろう

ADHDの人は、
「待つ」ことが苦手なので……

ものごとを保留の状態にしておくことを嫌い、

衝動的に重大な決断をしてしまう

例えば、**会社を辞める、離婚、家や車の購入**など

決断する前に
メリット、デメリットを表にしてみよう

	メリット	デメリット
会社を辞める	気持ちがスカッとする	経済的に困る
会社を辞めない	社会的な安定	イライラが続く

でも、

解消できる方法がある

頭で考えるだけでなく、表に書き出すことで、より客観的に判断することができます。

大人のADHDの対処法④

「片づけ」が下手で部屋がゴチャゴチャ

ADHDの人の中でもとくに多いのが、「片づけられない」症状。収納場所を決めること、ラベルを貼って物の住所を明確にすることが解決の近道です。

片づけは、物の量と収納スペースのバランスを整え、それぞれの物の収納場所を固定し、ラベルを貼って解決します。

自分にとって重要なものとそうでないものをきちんと分けましょう。また、いったん片づけた後は、散らかるスピードと片づけるスピードを同じにすれば、キレイな状態を維持できます。「またあとで」と思ったそのときこそが、片づけを行うベストの「そのとき」だと思うようにします。

自分にとって興味がないとしても、社会通念として重要なもの（預金通帳、健康保険証、印鑑、確定申告のための領収書、年金手帳、など）は、あちこちに散らさないでファイルをするなどし、必要なときにすぐ取り出せるシステムをつくります。

何をどこにしまったかのリストがあれば、忘れっぽいあなたに役立ちます。

片づけ上手になる3ステップ

①物を仕分ける

「使う物」「使わない物」「決められない物(保留)」の3種類に仕分けを。保留の物は1年保管した後、再仕分けして。

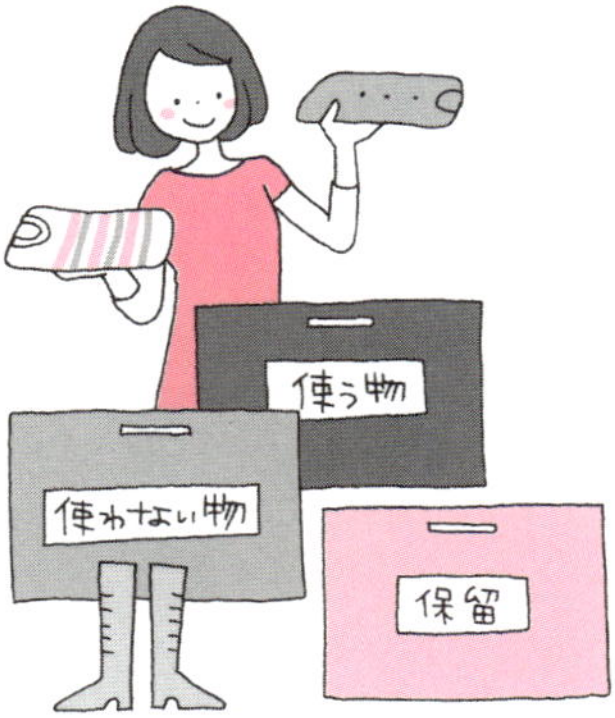

②物の住所を決める

物の置き場所が決まっていると片づけやすい。収納場所を決めたら、目立つラベルを貼っておき、使ったら必ずそこに戻す癖をつけよう。

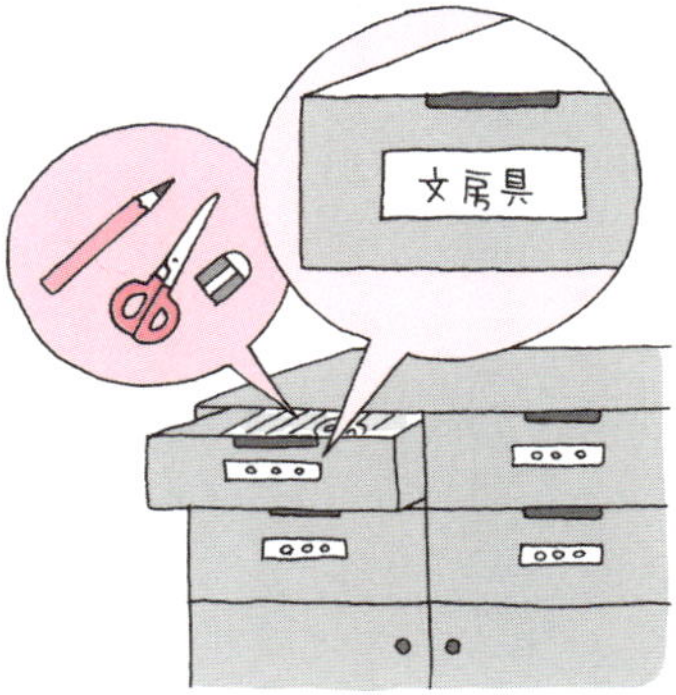

③「またあとで」と思ったときに片づける

散らかっていても面倒くさくて見て見ぬふりをしてしまいがち。「またあとで」と思った瞬間に「今やろう」と意識を切り替えられれば確実に「片づけられる人」になれます。

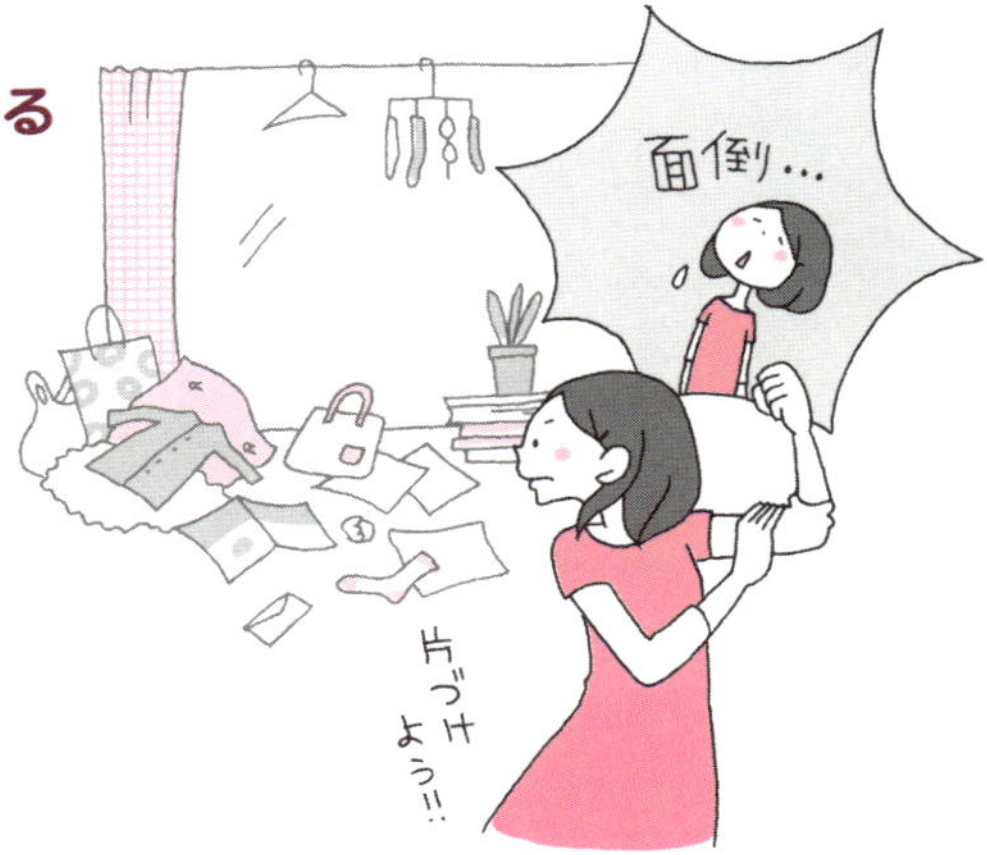

大人のＡＤＨＤの対処法⑤
いつも三日坊主で終わってしまう

「やろう」と決めてもなかなか続かないADHDの人は、“少しゆるめの目標”と“ごほうび”で、モチベーションをキープしましょう。

なにごとも続かないのがＡＤＨＤの人の悩み。そんなときは、来月までこれを続けていたらどうだろうとイメージしてみましょう。ダイエット中なら、「今ここでおいしいケーキ（またはお酒）を口にするのと、1週間後に1・5キロやせているのとどちらがいい？」と自問します。今の楽しみを選択すれば、ダイエットの計画は実現しません。

脳の腹側線条体のわがままを聞くのか、自分に役立つ目標を達成するのかの選択です。ダイエットの場合なら、できるだけ「目標」を選び、掟《おきて》破りは週1回くらいにしておけば大丈夫です。

衝動買いが悩みのあなたなら、3万円は貯金し、衝動買いは月1回、1万5000円までなどと決めましょう。自分にとって厳しすぎる目標設定をせず、これならやれるというものにして、「やったね」の快感を味わいましょう。

目標を自分ができそうなレベルに設定する

ADHDの人は、
意志を持続させるのが苦手なので……

- 決めたことが続かない
- 目先の誘惑にとらわれやすい

“ゆるめの目標”を設定することが大事

※掟破りもたまにはOKにする

お金を貯める場合

ひと月に必ず3万円貯金する。ただし、1ヵ月に1度は1万5000円は衝動買いをしてもいいことにする。

ダイエットの場合

夜8時以降は何も食べないようにする。ただし、1週間に1度だけケーキを食べたりお酒を飲んだりしてもいいことに。

「これならできそう」という目標にして、達成感を味わおう

“ごほうび制”でモチベーションを高めるとどんどん上手くいく！

ADHDの人は「しっかり念じて」や「決意を持って」がなかなかうまくいきません。そのような内的な動機づけでは、やる気の継続がむずかしいのです。つい信念を忘れ、決意を無視し、易きに流れます。

これを防ぐには、外的な動機づけが必要。そのためにはこの目標を達成したら、ごほうびとしてなにかをもらえるという“ごほうび制”が威力を発揮します。

食後にすぐ後片づけをしたら、1ポイント。気になる個所の片づけができたら3ポイント。などと苦手なことにごほうびポイントをつけます。

200ポイントになったら、何かごほうびというようにしてみましょう。

子どもじみていますが、効果は絶大です。配偶者に対しても、ゲーム感覚で提案してみてもいいですね。

「洗いものはためずにすぐに洗おう」と決めた場合

ADHDじゃない人は……

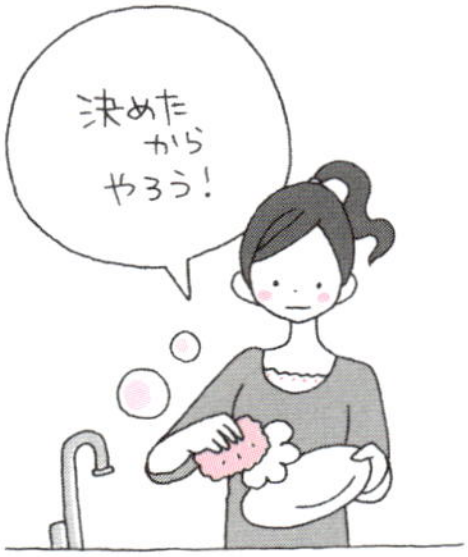
決めたからやろう!

ADHD でない人は、決めたことはきちんとやることができる。

ADHDの人は……

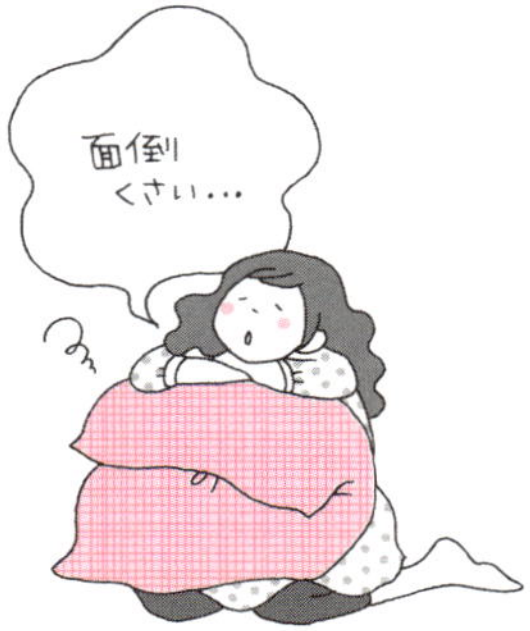
面倒くさい…

ADHD の人は、決意しても面倒くさく感じてやめてしまったり、決意したこと自体も忘れてしまったりする。

“ごほうび制”を導入すればモチベーションアップ!

決めたことがきちんとできたら1ポイント、というようにポイントを与えます。それが何ポイントかたまったら、自分にごほうびをあげるシステムをつくると、達成感が味わえてモチベーションもキープできます。

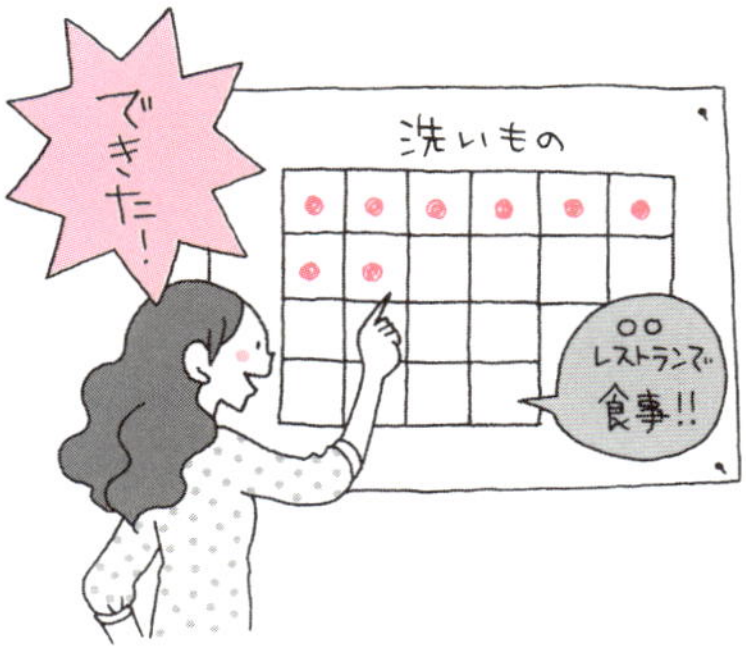
できた!
洗いもの
○○レストランで食事!!

大人のADHDの対処法⑥
仕事や家事に**集中できない**

集中力が続かないのもADHDの人の大きな特徴。物理的に集中力を妨げるものを自分の周りから遠ざけると、気が散りにくくなります。

集中できないときは、まず自分のコンディションを客観的に見てみましょう。体調、気分ともに良好なのに集中できない場合と、身も心も疲れきっているときに集中できないのとは大きく違います。

後者であれば、休養が何よりも必要です。自分の日常を見直し、優先度の低い活動を減らし、睡眠を十分に取ることも必須です。

前者の場合、自分の周りの集中力をそぐものを減らします。邪魔な音や物、テレビなどをなくします。また楽しいことに気を取られて集中できない場合、それらも遠ざけておきます。誘惑が大きい時には、「～まで仕事をしたら、～をしよう」とタイマーをかけて時間を区切って集中してみましょう。同じように、「この仕事が片づいたら、ゴルフに行こう」「買い物をしよう」など自分にごほうびをあげるのも効果的です。

集中力をそぐものを遠ざける

仕事や家事、勉強に集中できないときは、今の自分の状態を確認

体調・気分は良好なのに、集中できない

↓

集中力をそぐものを自分の周りから遠ざける

心身ともに疲れていて集中できない

↓

休養をとる

具体的には……

テレビや雑音、マンガや雑誌を排除する

それでも集中力が続かないときは……

タイマーをかけて時間を区切る

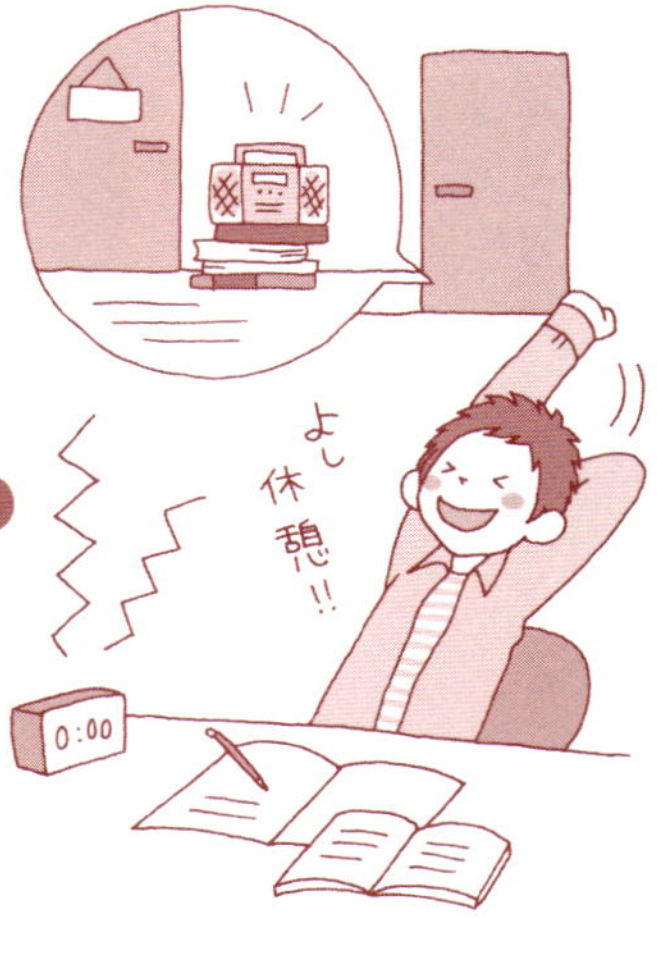

大人のADHDの対処法⑦
悪気はないのに**遅刻**してしまう

始業時間や、待ち合わせの時間についつい遅れてしまうのは、所要時間の見積もりが甘いことが原因。準備にかかる時間や乗り換え時間を見直そう。

遅刻はあなたが思っている以上に、世間の評価は厳しいものです！ たかが10分や15分も、重大。定刻でも遅いのです。社会生活をしていくには自分の価値観ではなく相手の価値観に合わせないとダメです。

ＡＤＨＤの人は時間の見積もりが下手で、どこかへ出かけるときに、交通機関の乗り換えや所要時間の見積もりが甘い場合が多いようです。見積もりの仕方を見直しましょう。持ち物リストをつくっておいて前日にしっかり準備しておけば、忘れ物や探し物で時間をロスするのを防げます。

朝起きるのが苦手で、遅刻してしまうと言う人、就寝時間が遅すぎませんか？ 十分な睡眠時間を取ることも、とても大事な治療法のひとつです。せめて7時間は寝ましょう。ＡＤＨＤの人には普通より多めの睡眠時間が必要な人もいます。

遅刻しないスケジュールの立て方

出勤の場合　以下のように逆算していくとわかりやすい

8：40 …… いつもの到着時間(10分 遅刻)

8：30 …… 始業時間

8：15 ◀…… **スタンバイ時間**

＝始業時間 −15分

(ギリギリだと周りの心証が悪くなるので、ゆとりを持って到着するようにしましょう)

7：30 …… いつも家を出ている時間

7：05 ◀…… **家を出る時間**

＝いつも家を出る時間
−いつもの遅刻時間(10分) −15分

6：00 ◀…… **起床時間**

＝家を出る時間
−朝の準備にかかる時間(約1時間)

23：00 ◀…… **就寝時間**

＝起床時間 −7時間

(ADHDの人には、十分な睡眠が必要です)

大人のＡＤＨＤの対処法⑧
面倒なことはついつい**先延ばし**

夏休みの宿題がギリギリまで終わらなかった人は、大人になっても先延ばしグセが直らないことも。面倒なことこそ早く終わらせるコツを紹介します。

日常的に面倒なことをつい先延ばししてしまう人。むずかしいから先延ばししたいもの、簡単だけど先延ばししたいものなど、いろいろありますね。

先延ばしすると、何を得、何を失うか。すばやくやることは「当たり前」、と評価されないとしても、遅いのはマイナス評価になります。

ＡＤＨＤの人が気をつけたいのは、先延ばししているうちに忘れてしまうリスクがあること。これではミスになってしまいます。面倒と思うことはリストにして、朝イチにやる、昼休みのあとすぐやるなど、習慣づけるのも手です。

「面倒」と思ったときが、やりどきです。

長期のプロジェクトはギリギリになって始めがちなので、締め切りより30％くらい早めの時間で一応仕上げる気持ちでいきましょう。

ときどき上司に進捗《しんちょく》状況を報告するのも、いいやり方です。

面倒なことはリスト化して決めた時間にやる

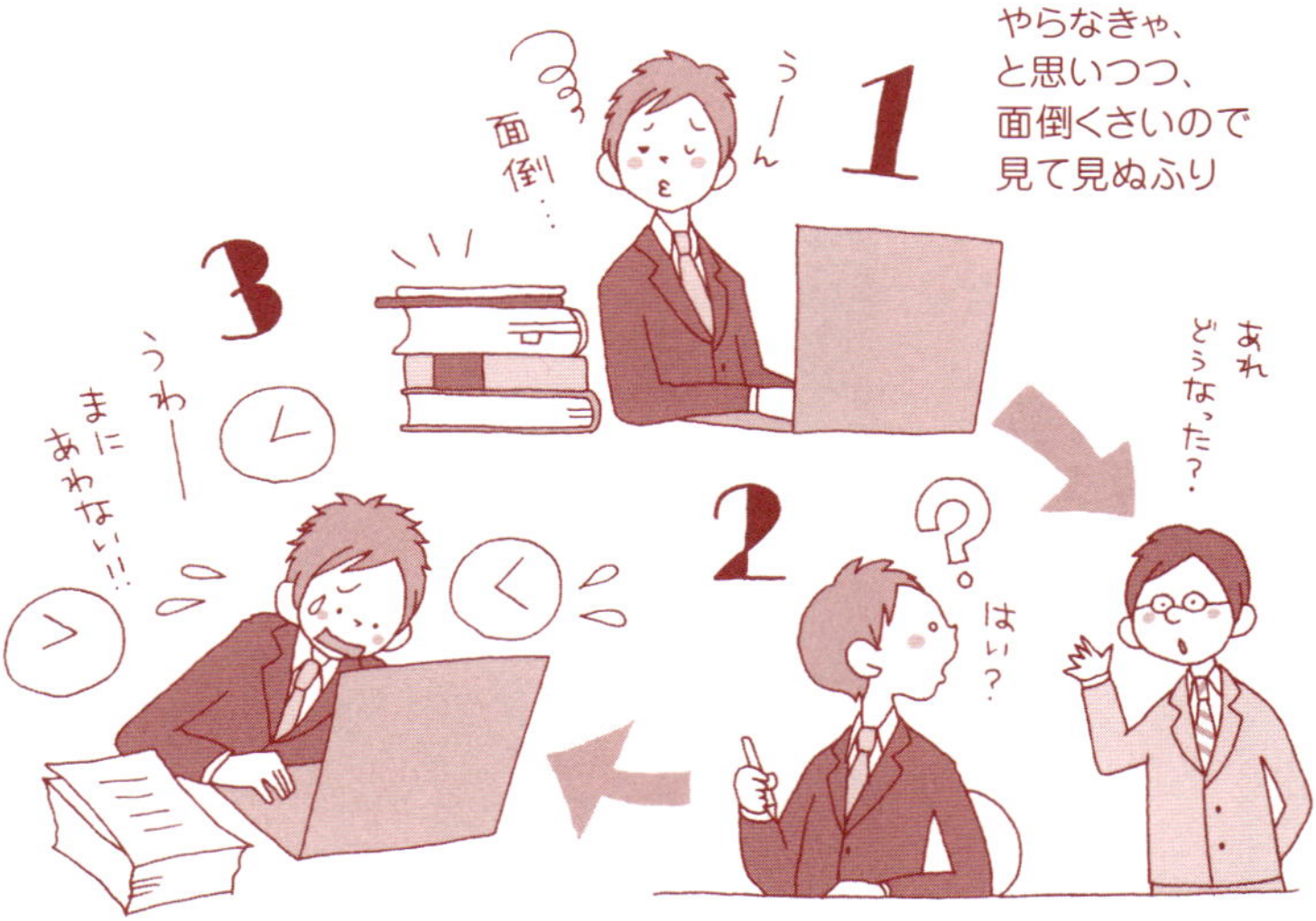
1
やらなきゃ、
と思いつつ、
面倒くさいので
見て見ぬふり
面倒…
うーん
2
あれどうなった?
はい?
3
うわーー
まにあわない!!

そのうち、すっかり忘れてしまい、
上司から指摘される

締め切りギリギリになって
焦ってやり始め、中途半端な出来に

こうして解決!

- やるべきことを書き出して、ひとつひとつ完了させていく
- 「朝イチ」「お昼休みのあとすぐ」など、時間を決めてやる
- 上司に進捗状況をこまめに報告する
- 長期プロジェクトの場合は、締め切りより30%早めに仕上げるつもりで

大人のＡＤＨＤの対処法⑨
うっかりミスが多い

ADHDの人は、注意力が足りず、他の人に比べてミスが多いのが特徴です。携帯電話や、メモ、手帳などのツールを使えば、“うっかり”を減らせます。

うっかりは誰にでもあるとはいうものの、「うっかり頻度」が高すぎると、周りから「だめな人」と思われてしまいます。ワーキングメモリー（記憶のお盆）が小さいためにやるべきことを忘れがちで、その結果ミスが多いＡＤＨＤの人には、これを補うツールが必要です。

ひとつは毎日の業務や家事をルーティン化すること。決めたやり方で決めた時間にするのを繰り返しながら、習慣にしていきます。

しかしこれも万全ではないので、チェックリストで漏れがないかを確認します。メモや手帳を使いこなすのも大事。携帯電話のアラームやカレンダー機能、メモを使うのもいい方法。携帯電話は忘れにくいアイテムなので。

速さと正確さは、ＡＤＨＤの人の仕事において重大な問題。早くてミスが多いより、たとえ遅くても、正確さを優先させます。

手帳や携帯電話を上手に利用しよう

手帳は書き方を工夫して

- 色ペンや蛍光マーカーを使う
- 太字にする
- 囲みをつける
- 付箋を貼る

視覚的にパッと
わかるようにしておく

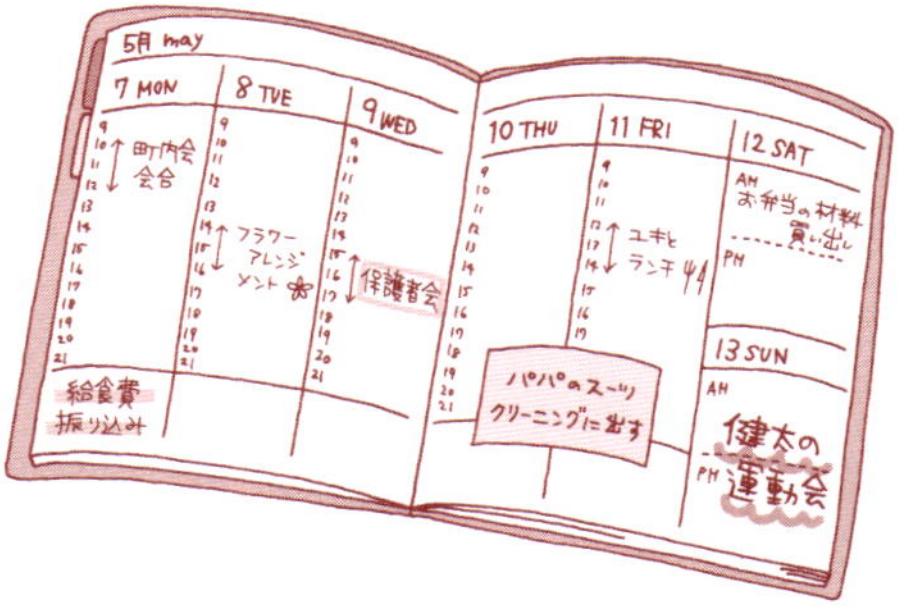

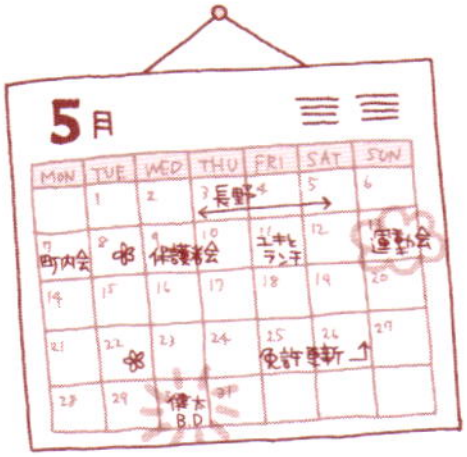

手帳をなくしたときのために、
家のカレンダーにも書き込み、
二重にバックアップをとると安心

携帯電話は
アラーム機能を利用して

携帯のカレンダーを利用したり、
アラームを設定して音で予定を
知らせるなどの工夫をしよう

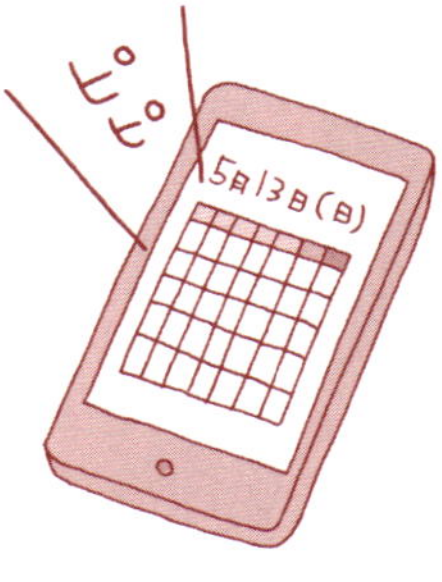

大人のADHDの対処法⑩
すぐに“くよくよ”してしまう

ADHDの人は、ミスをしたあとに“くよくよ”しがちですが、それでは何も解決しません。思い悩むよりも、原因を見つけて繰り返さないことが重要です。

気をつけていても、ときにミスは起きます。しかし、それでパニックになったりくよくよしたりすると、状況をさらに悪化させます。

まずは謝るべき人に謝りましょう。ミスを受け入れますが、感情的に反応しないようにします。ミスをしたときほど、理性的に対応しなければなりません。

次に、同じミスを繰り返さないための方法を考えます。くよくよ思い悩まず、ミスの原因は何かを見つけます。わからないときは周りの人にアドバイスを求めてもいいでしょう。

失敗したときの記録を取り、よりよい対処法も書いておきます。これを時々見なおして、同じミスを起こさないようにします。ミスは誰にでもあるとは言っても、ＡＤＨＤの人はやはりミスの頻度が高く、しかも同じミスを繰り返しがちなので、それで評価を落としてしまいますから……。

ミスの原因を見つけ、繰り返さない努力を

ADHDの人は、ミスが多い

↓

“くよくよ”思い悩んだり、パニックになってしまうことも

ミスをした後は、こう対処しよう!

① 謝るべき人にはきちんと謝る

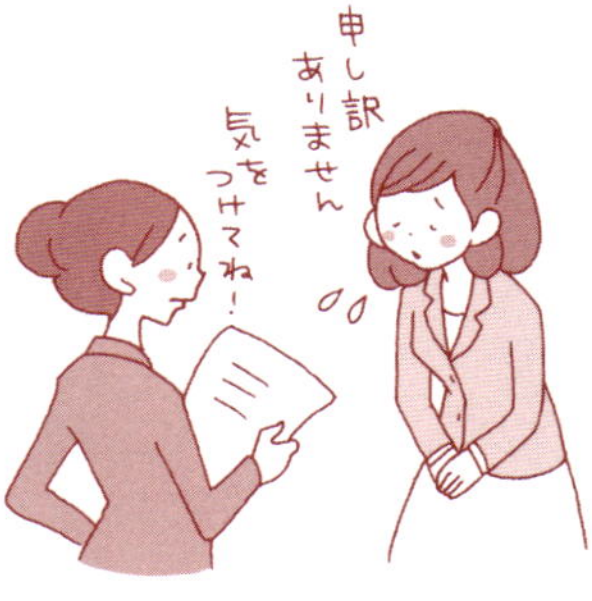
申し訳ありません
気をつけてね!

感情的になって「自分は悪くない」と主張すると、その後の人間関係にも悪影響をきたします。ミスをしたときほど、いつもより理性的になって、必要な人にきちんと謝るようにしましょう。

② ミスの原因を見つけて、対処法を考える

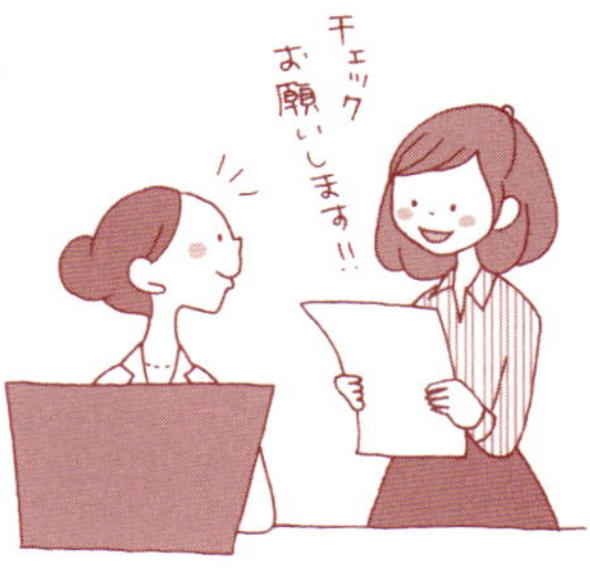
チェックお願いします!!

“くよくよ”思い悩むだけでは、何も成長しません。「ミスはチャンス」ととらえ、ミスの原因を分析して対処法を考えましょう。周りの人にアドバイスを求めてもいいでしょう。二度と同じミスは起こさないようにすることが重要です。

ADHDとの向き合い方①
ADHDの夫

ADHDの夫は、家事分担どころか自分のこともきちんとできず、子どもがひとり増えたかのよう。休日も自分のペースで行動しようとします。

ＡＤＨＤの夫は、会社で管理職としてバリバリやっている人から、転職ばかりしてなかなか仕事が定まらない人まで、社会適応に幅があります。

家では家事の分担どころか自分の物の管理もなかなかできません。出しっぱなし、やりっぱなしは子どもとそっくり。子どもがひとり多いと感じる奥さんも多いようです。

せっかちで自分中心のため、家族はお父さんのペースについていくのがたいへん。あるいは超マイペースで、ものぐさで家族とリズムが合わないという人もいます。家のことは奥さんが中心にやるという古典的な価値観のなかではなんとかなるものの、共働きや新しい価値観を持つ家庭ではいろいろ軋轢《あつれき》もあります。自分では特に問題だとは考えない人が多いので、夫婦間でもめることも多いようです。家族のためにちょっと自分を見直してみましょう。

ADHDの夫との上手な向き合い方

すぐに散らかす

夫専用BOXをつくる

脱ぎっぱなしや置きっぱなしで、
家の中をすぐに散らかす夫には、
専用のBOXを用意して、そこに何でも
ポンポンいれてもらうようにしよう。

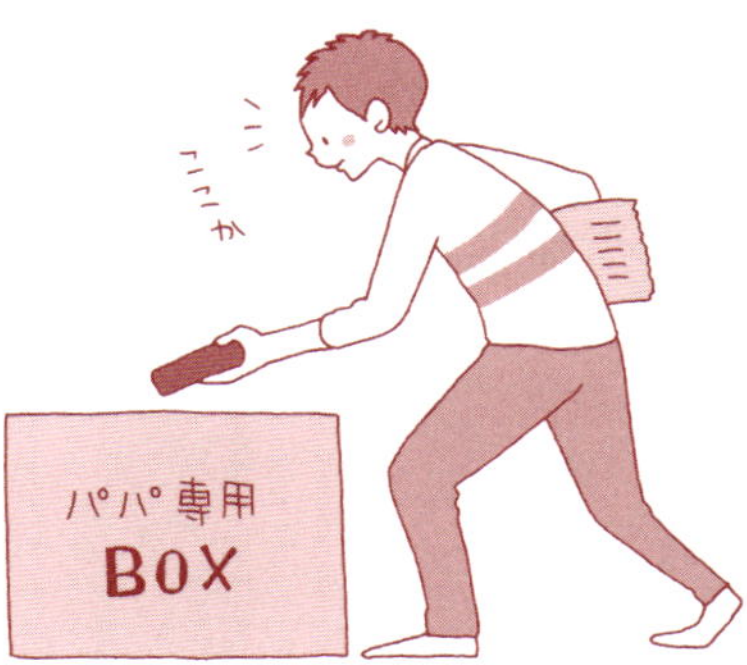
ここか
パパ専用
BOX

予定をすぐに忘れる 勝手に休日の行動を決める

メールやボードで予定を知らせておく

衝動的で不注意なADHDの夫は、
予定を忘れたり、勝手に決めたりして
家族を振り回すことも。メールで事前
に予定を知らせたり、家にボードを置いて
予定を書いておくなどの工夫を。

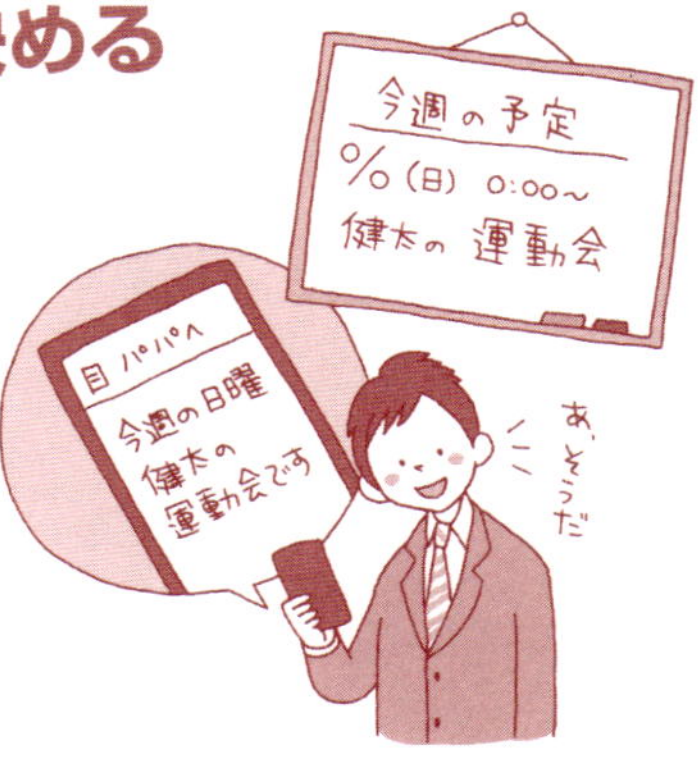
今週の予定
○/○(日) 0:00～
健太の 運動会
日 パパへ
今週の日曜
健太の
運動会です
あ、そうだ

Point

ADHDの夫は、ほめておだてて力を引き出そう!

ADHDとの向き合い方②

ADHDの妻

同じことの繰り返しで、できて当然とされる家事を負担に感じるADHDの妻は多いようです。仕事と両立させたほうがかえってうまくいく人もいます。

いろいろなことに気を配るのが苦手なＡＤＨＤの妻が、家庭と仕事を両立させるのは困難なのでは、と思いがちですが、仕事をしているほうがうまくいく場合も多いようです。「仕事では、頑張ったことは評価されるし、刺激もあるので楽しい。それに比べて、家事が重荷……」と嘆くＡＤＨＤの女性がたくさんいます。毎日基本的に同じことの繰り返し、できて当たり前、うまくいっていないと非難されがちな家事は、あまりＡＤＨＤの女性向きではありませんね。

子どももＡＤＨＤの場合には、育児も簡単ではありません。仕事と家庭の両立が大変だから仕事はやめたという人も、家事だけなので負担が少なくなったかと言うとそうでもないのです。夫の協力や家事代行サービスの利用も考え、負担を減らしましょう。夫は、責めるのではなく、手を貸し、アイディアを出し、協力していきましょう。

ADHDの妻との上手な向き合い方

片づけが苦手

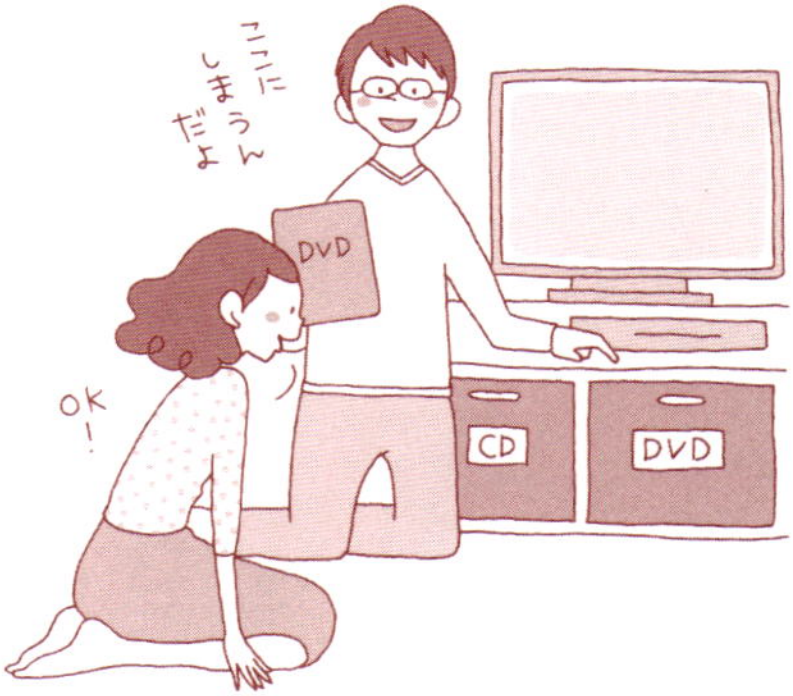
ここにしまうんだよ
DVD
OK!
CD
DVD

片づけの仕組みをつくってあげる

ADHDの妻は、どこにどう片づけていいかわからないので、置き場所にラベルを貼るなどして誘導をしよう。

毎日がてんてこ舞いで、家事が進まない

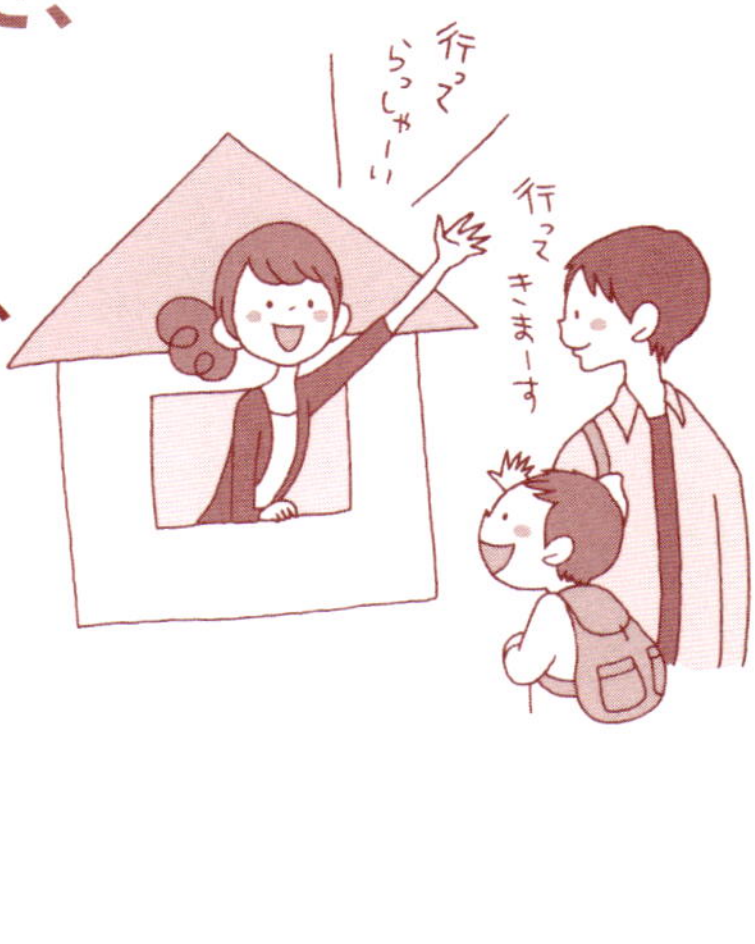
行ってらっしゃーい
行ってきまーす

休日は子どもを連れて出かけ、妻を一人にしてあげる

家事が段取りよくできない妻には、一人の時間をつくってあげて。リラックスできると同時に、その時間に家事に専念することもできる。

Point

ADHDの妻には、口は出さずに手を出して(手伝って)!

ＡＤＨＤとの向き合い方③
夫婦関係のトラブルには

家庭生活での不満はどんどん積み重なっていくもの。取り返しがつかない状態にまで悪化する前に、第三者を挟んで歩み寄る努力を。

夫婦のどちらもが散らかし屋さん、もしくはのんびり屋さんだと夫婦関係は上手くいきますが（あまりないケースですが）、一方がてきぱき段取りよく仕事を進め、きちんと片づけもしたいタイプ、片やマイペースで気分まかせ、思いつきで行動するＡＤＨＤタイプとなると、トラブルが絶えません。配偶者の後始末で毎日が終わってしまうとうんざりした気分に襲われるかもしれません。

家庭生活は毎日同じことの繰り返しなので、どんどん不満がたまっていきます。

こんなときは中立な立場の第三者に間に入ってもらい、お互い少しずつ歩み寄って役割を見直し、やり方を改めて過ごしやすくなるような工夫をする必要があります。家庭生活での悪循環から抜け出すのは、ほかの状況よりもむずかしいのです。子どもへの影響が出ないように早めの対応が重要です。

夫婦間のトラブルは第三者を挟んで解決

お互いのタイプが違うとトラブルが絶えない!

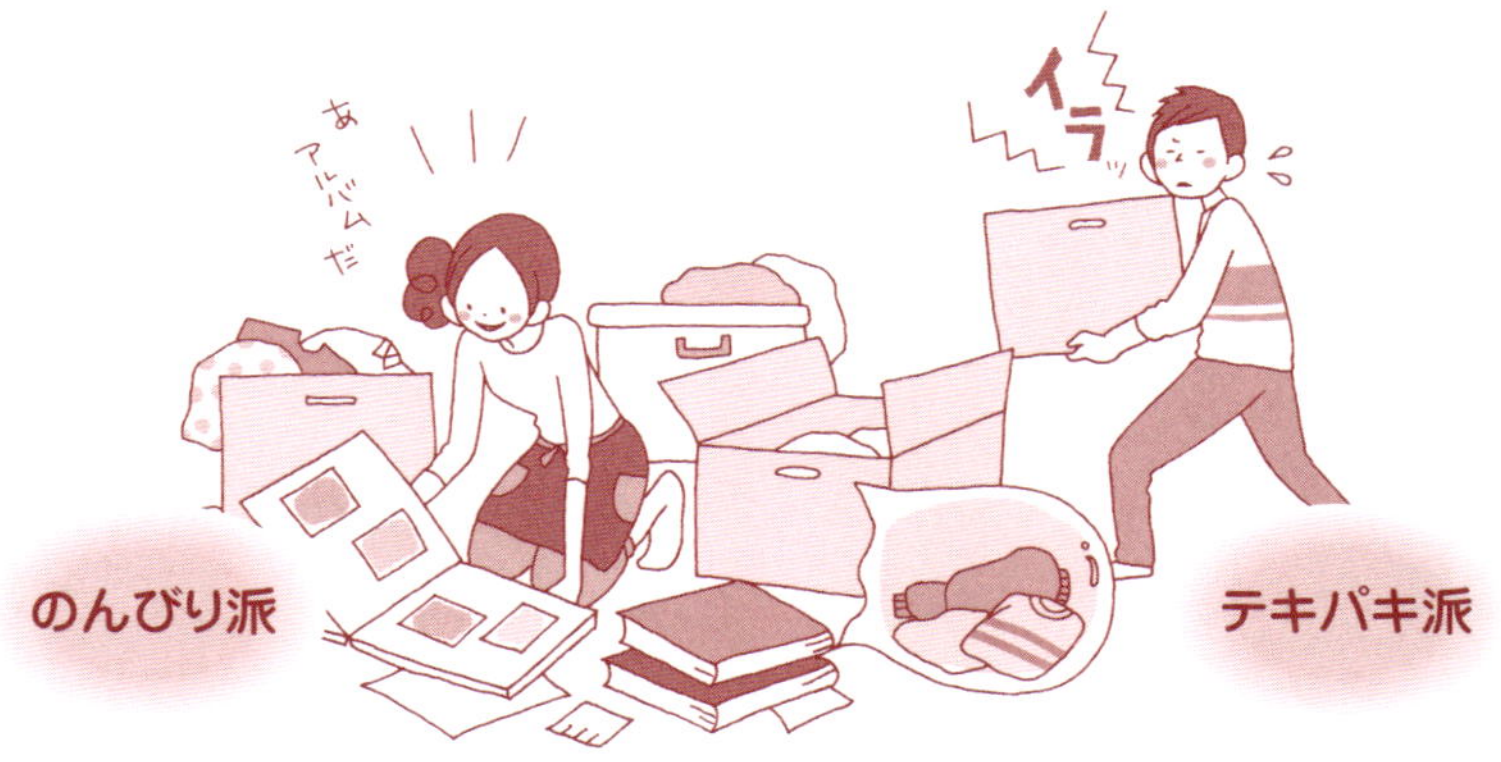

しかも

**家庭生活は毎日同じことの繰り返しなので、
不満がどんどん積み重なっていく!**

どうしたら解決できる?

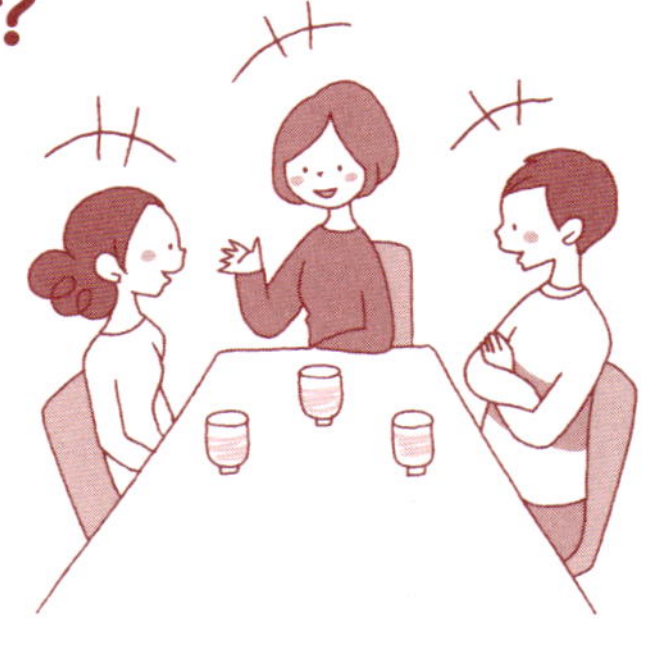

- 第三者を挟んで冷静に話し合い、少しずつ歩み寄る
- 家事の分担など2人の役割を見直し、やり方も改める

ADHDとの向き合い方④

ADHDの子どもはどう育てればいい？

ADHDの子どもに、強引なしつけや厳しい叱責は悪影響。無理のない目標を立て、できたらほめるという方法で、子どもの従順さを引き出しましょう。

ＡＤＨＤの子どもの精神年齢は、実年齢の3分の2と考えておくといいと言われています。子どもの成長を願うからこそであっても、厳しい叱責や体罰を繰り返すのは効果がありません。

子どもができないことにばかり親の目は向きがちですが、良い面に目を向けてポジティブに声をかけて、こじれがちな子どもとの関係を立て直していきます。まずは子どもへの要求水準をぐっと引き下げて、無理のない目標を立てましょう。簡単なことでも子どもができたらすばやくほめる。この繰り返しで、子どもの従順さを引き出し、子どもとの緊張感をゆるめます。

ＡＤＨＤの子どもにはごほうびを設定して、やる気を引き出すことも大切な作戦のひとつです。ひとつずつうまくいった体験を増やし、子どもが自己肯定感（自分が好き）を持てるように接していきたいものです。

ADHDの子どもはほめて伸ばす

ADHDの子育てには こんな悩みがある

毎日繰り返し注意を受ける。叱られると子どもは反抗し、また叱られる。叱るほうも叱られるほうもうんざり。悪循環に陥ってしまい親子関係はどんどん悪くなります。まず、その段階から抜け出しましょう。

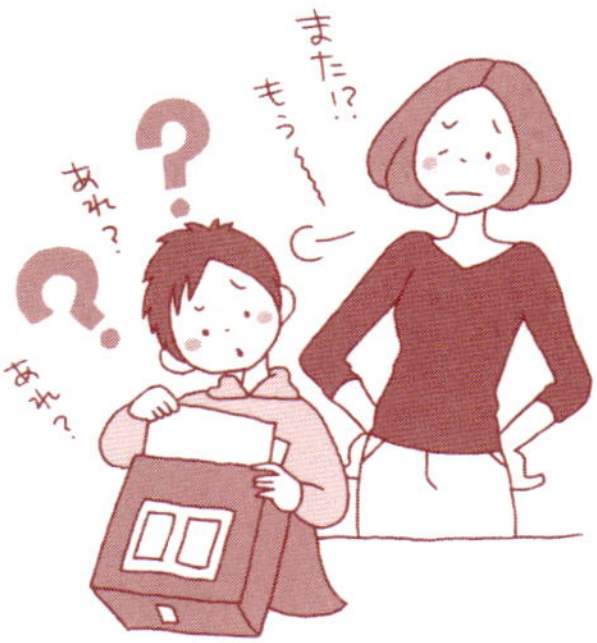

子どもを伸ばす 育て方

良い面をポジティブに伸ばす

- 無理のない目標を立て、できたらすぐにほめる
- ごほうびを設定して、子どものやる気を引き出す

子どもをダメにする 育て方

できないことばかりに目を向ける

- 口うるさく注意する
- 強引にしつけをする
- 体罰を与える

ポイントは「自己肯定」

子どもが“自分が好き”という感情を持てるように接していくことが重要

ADHDの部下は、注意するばかりではやる気を失います。良い面を活かし、苦手なことを補えるような体制づくりが必要です。

ADHDとの向き合い方⑤
ADHDの部下

ＡＤＨＤを持つ部下は、飲み込みが良く、てきぱきできるようでいて、詰めが甘い、連絡が行き届かない、ちょっとしたところで抜けがあるというタイプや、なかなかこちらの意図をつかんでくれない、期限通りに仕事が終わらない、いつもバタバタして探し物をしているというタイプなどがあります。「なんであいつあんなふうなんだろう」と思わせる人々です。

このような部下には、業務の進捗状況をこまめに報告させる、自分一人で抱え込まず気軽に相談できるような体制にしておく、チームを組んで補い合えるシステムにするなどでバックアップをはかりましょう。

ＡＤＨＤならではの、フットワークの良さや思いつきの良さ、物怖《ものお》じしない、人とのかかわりでの押しの強さ、などの強みをうまく活用しましょう。苦手な面を注意されてばかりでは、モチベーションが下がります。

ADHDの部下の特徴

- 思いつきで行動して失敗する
- 会議でじっとしていられない
- 単純作業が苦手
- 段取りが悪く、締め切りを守れない

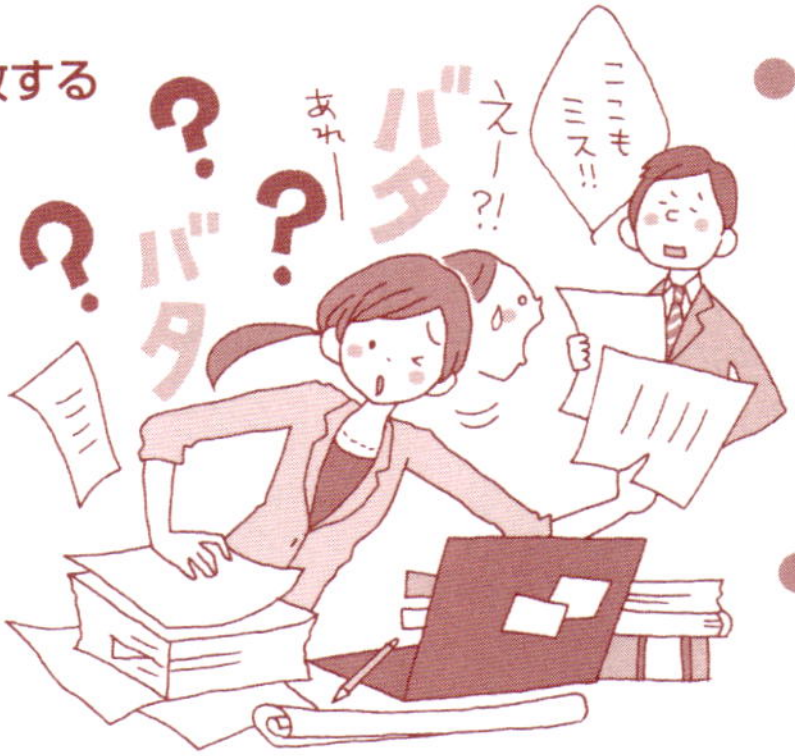

どう接したらいいの?

①業務の進捗状況をこまめに報告させる

②気軽に相談できるような体制にする

③チームを組んでお互いにカバーし合えるようなシステムにする

Point

叱られると落ち込んだり、やる気をなくすことが多いので、できない面ばかりを注意するのではなく、できたことをほめるようにしましょう。

ADHDとの向き合い方⑥
ADHDの上司

上司がADHDだと、部下の苦労は絶えません。無駄に振り回されないためにも、上司の特徴を把握し、対処法を身につけることが必要です。

上司がADHDだと、部下は何かと振り回されてしまいます。決めていたやり方やスケジュールを忘れてしまって迷惑をかけられたり、自分勝手で調子がいい上司と感じられることもあるでしょう。

これを防ぐには、確認を頻繁に取ること。特にメールや文書、メモなど書いたもので、予定などをだめ押ししておくことは有効です。これを「うっとうしいやつだな」と上司に思われないように、スマートにすることがポイントです。

また、何かと口が軽く、安請け合いで自分中心に思える発言もあるでしょうが、目くじらを立てず、ポジティブに受け流すのがいいでしょう。

うまく業務をまとめられない上司には、わかりやすく図表などを取り入れてまとめたものを渡す、などでサポートするとやりやすくなります。

ADHDの上司の特徴

- 理不尽な叱責をする
- 自分が言ったことを忘れる
- 決定したことを簡単に覆す

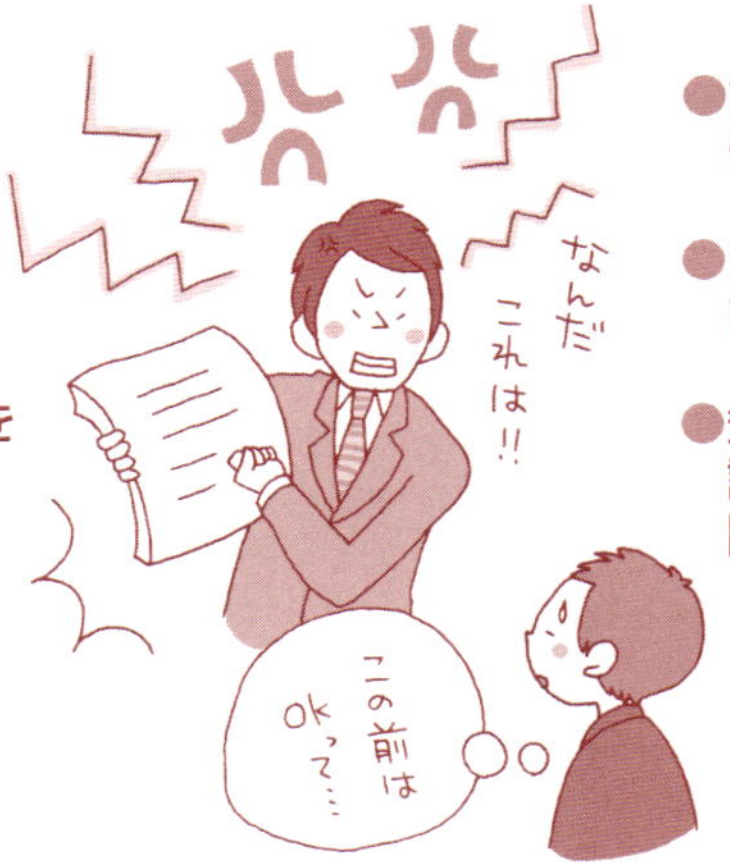

- 調子がよく、安請け合いする
- うまく業務をまとめられない
- 気が散りやすく、話をじっくり聞かない

どう接したらいいの?

①確認や報告を頻繁にする

②理不尽や調子のよさに目くじらを立てず、ポジティブに受け流す

③資料を渡したり、提案をすることで業務をサポートする

Point

諦めも肝心。目くじらを立てずに、フォローに徹しましょう。ただし、上司のプライドを傷つけないように、立場を尊重することも重要です。

自分に自信を持つことで、もっと前向きに生きられる!

マイナスをプラスにチェンジ

どんな気持ちを抱きやすいかは、結構癖になっているものです。その考え方の癖でかえってうまくいかないことも多いもの。マイナス思考をプラス思考に変えるメッセージ変換表を使ってみてください。

メッセージ変換表

マイナス	プラス
また、失敗してしまった	次をがんばろう。今回何が悪かったかを考えて、次にはそうしないようにしよう
どうせダメだ	やってみないとわからない
結局私はダメな親だ	親として目下成長中。がんばっている
もううんざりだ	あとひとつやれることをやってみよう
もうがんばれない	今は疲れている。少し休んで、またがんばろう
誰も味方してくれない	支えてくれる人はいる、応援してくれる人は必ずいる
もうこんな家庭生活、無理だ	ちょっと変えてみれば良くなる可能性もある
また忘れ物、私ってダメだ	リストをつくって次からは忘れないようにしよう

楽しかったことを思い出して、心のビタミン剤に

記憶の倉庫には失敗ばかり、楽しいことなんて何もないと思ってしまうあなたは、楽しかったことを紙に書いて覚えておくようにしましょう。そのときの写真を貼るとか、絵を描くとかして思い出アルバムをつくりましょう。楽しかったときを思い出して、明日からの心のエネルギーを充電しましょう。

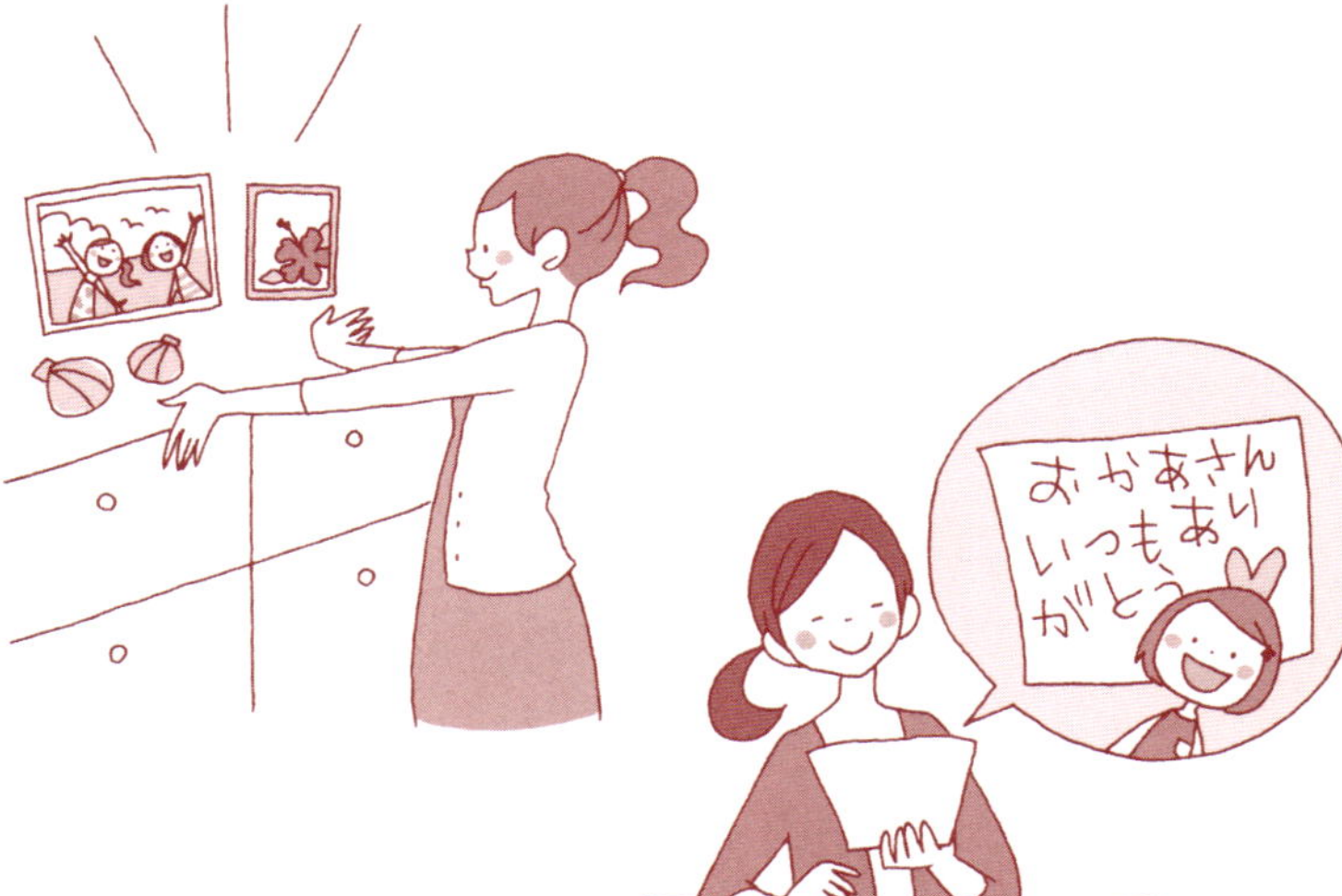

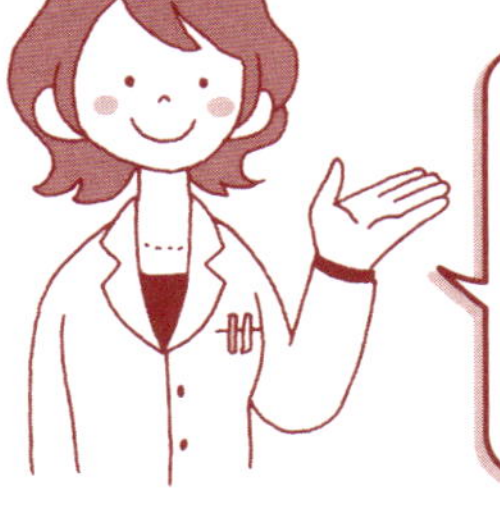

失敗が続いて自信をなくしているあなた。自分を信じて、好きになりましょう。あなたを叱ってきた人たちを責めてもうまくいきません。あなたが自分を認め、自己肯定感を高めていきましょう。

ＡＤＨＤの特徴を長所に育てる方法

欠点だと思われがちなADHDの症状ですが、フットワークの軽さや豊富なアイディアなどは、素晴らしい長所です。良い面はどんどん伸ばしましょう。

ＡＤＨＤの特徴は時には長所として活用することもできます。注意がいろいろなものに向きやすい特徴を生かせば、家事をリストにしておくことでいくつかの違った家事をてきぱきこなすことも可能です。補佐役を引きうけてくれる人がいれば、ＰＴＡの活動に参加することもできます。

衝動性は困っている人を見ると何かしてあげずにはいられないというボランティア精神につながることもあります。慎重に考えて動けない人もいる中、手早く行動に移せることは優れた資質となります。ただ、周りの人の意見を聞く、一人で突っ走らず協力しあう、最後までやり遂げるなどを心がけるといいでしょう。

瞬発力や豊富なアイディアは周りの人に重宝がられることもあるでしょう。苦手な面も知りつつ、良い面を発揮していきましょう。

ADHDの特徴は長所でもある

注意力が持続しない

↓

長所 **複数のことを同時にテキパキこなせる**

衝動的で慎重さが足りない

↓

長所 **アイディアマンで行動力がある**

落ち着きがない

↓

長所 **動きがすばやい**

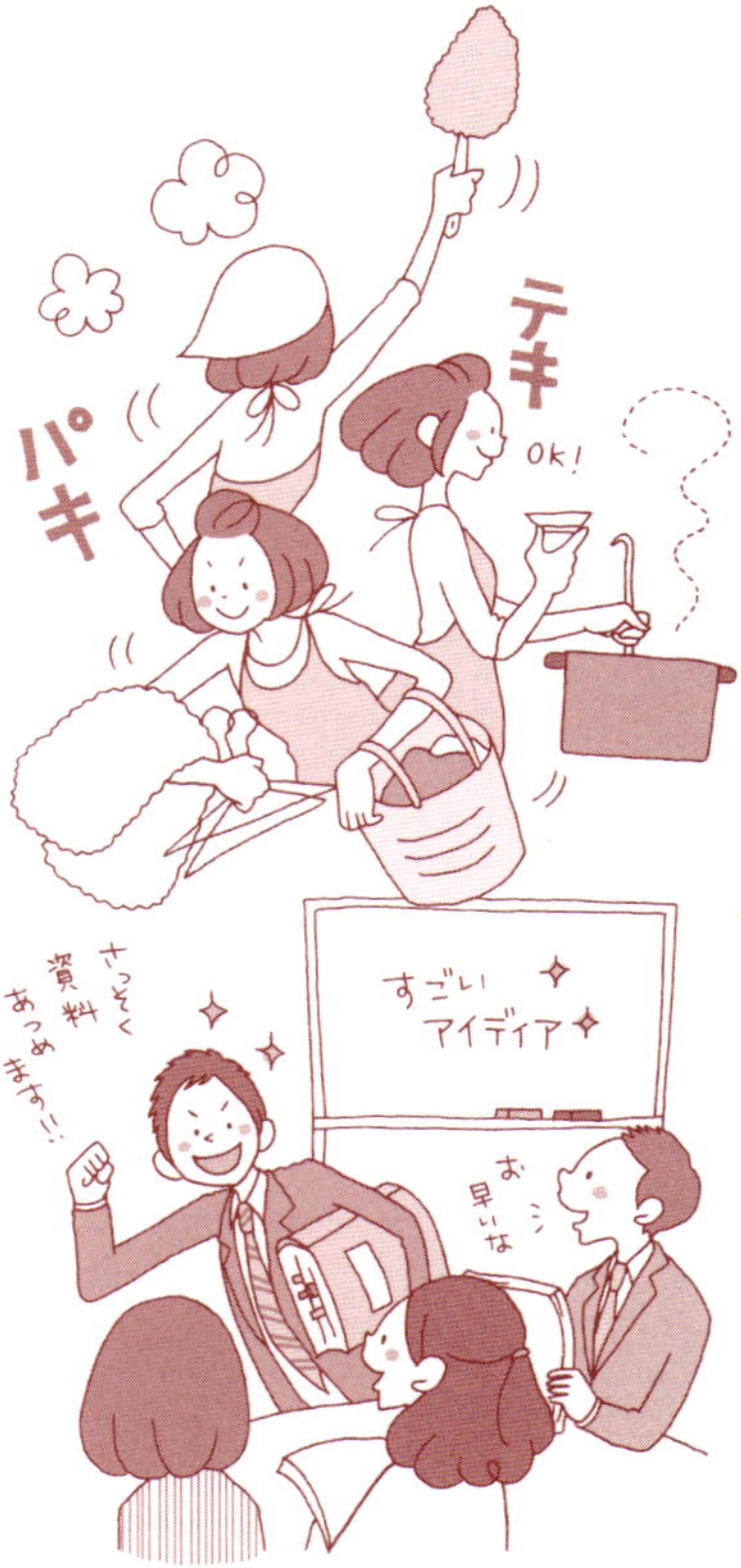
テキ
パキ
OK!
さっそく資料あつめます!!
すごいアイディア
お 早いな

苦手な面はカバーしつつ、自分の良い面を知って自信を持とう!

コラム

こんな有名人も実はADHDだった!?

ある分野において際立った活躍をした有名人のなかにもADHDであったか、またはその傾向があったかもしれないと思われる人は少なからずいます。

司馬遼太郎が描く坂本竜馬は10歳になっても寝小便をし、洟たれで泣き虫で、寺子屋の師匠にのみこみが悪いからとても面倒を見られないと見放されたくらいでしたが、剣の道で努力し才能を発揮しました。

竜馬は既成の学問をおさめなかったのですが、独特の直観力や人の懐に飛び込んでいく気概を持って、新しい時代の先駆けとなる活躍をしました。身なりにかまうことなく、権威をおそれず、既成の概念にとらわれることもなく、新しい日本のために幕末を駆け抜けました。

第3章

ADHDの治療法
——心理療法から薬物治療まで

ADHDには、さまざまな治療法があります。
医師や専門家と相談しながら、自分に合った治療法を見つけましょう。

治療のことはどこに相談したらいい？

会社のカウンセラーや、医療機関などへ相談を。専門的に診断できる機関が少ないので、事前に調べておく必要があります。

ＡＤＨＤなど大人の発達障害への関心は高まってきましたが、まだまだどこでも相談や治療が行われているという状況ではありません。

会社のカウンセリング室、発達障害に詳しいカウンセラー（臨床心理士）、都道府県の精神保健センター、障害者就労支援センター（仕事上の問題で困難なことが多いのであれば）なども相談にのってくれます。

医療機関を受診する場合は、成人の発達障害の相談にのってくれるかどうかをあらかじめホームページで調べるか、電話をして聞いておくのがいいでしょう。

ほかのもっと重度の障害から見ると、ＡＤＨＤは「だれにでもありますよ」とすげなく扱われることもあります。相談の前には何冊か本を読んで、予備知識を持ち、本当に相談が必要かどうか見極めておきましょう。また、自分でやれる方法があればためしてみましょう。

カウンセラーや医師に相談しよう

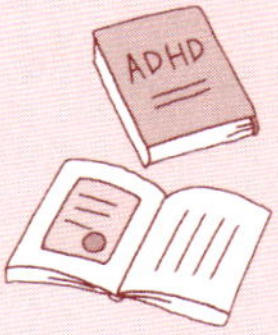

まずは

本を読んで予備知識を得よう

発達障害の全般的な知識が得られる本を選びましょう（p110の参考図書を参照してください）。インターネットの情報にまどわされないよう注意してください。

本当に相談が必要であれば……

カウンセリングへ

会社のカウンセリング室や発達障害に詳しいカウンセラーなど。生活の見直し方や家族との関係などについて一緒に考えてくれる。ただし、診断や薬物治療はできないので必要ならば医療機関に相談を。

医療機関へ

発達障害の治療を行っている精神科など。ADHDの子どもを診てくれる医師が、大人も診察してくれる場合もある。

※発達障害への関心は大分高まってきましたが、ADHDの専門知識がある医師やカウンセラーはそれほど多くないのが現状です。特に成人を診てくれるところは少ないため、受診する前にきちんと確認することが必要です。

カウンセリングや医療機関での受診が必要かどうかの判断基準は？

ADHD症状やうつ状態などの二次的症状のために日常生活がうまく回らないとき（食事が作れない、家中が散らかって生活に支障がある、子どもの世話ができないなど）、頻繁な転職や過度のギャンブルなどで経済的、社会的にトラブルが多い場合には医療機関を受診しましょう。

大人のＡＤＨＤは どんな治療をするの？

自分がADHDであるということを本人に気づかせることが治療の前提です。その後、ADHDについて理解を深め、困っていることを把握します。

その人の困っていることを正確に見つけ、対応方法を見出すのが治療の柱です。ＡＤＨＤの症状がどんなメカニズムで起こっているのかを分析し、どのようなやり方をすればうまく付き合っていけるかの設計図が必要です。特に多動・衝動性優勢型のＡＤＨＤでは、本人にあまり自覚がないことが多いので、まず本人に自分の症状に気づいてもらうのが治療のスタートになります。職場や家庭での環境を整え、必要があれば上司や同僚の理解と協力を求めることも考えます。家族の援助も必要です。

薬物療法が必要な場合もありますが、日本にはまだ大人に使えるＡＤＨＤの治療薬はありません。近い将来ストラテラという薬剤が18歳以上にも使用許可となる見込みですが、現段階では抗うつ薬、抗精神病薬、抗てんかん薬などの薬を多動性や衝動性、不注意の症状にあわせて使うことになります。

まずはADHDであると自覚することからスタート

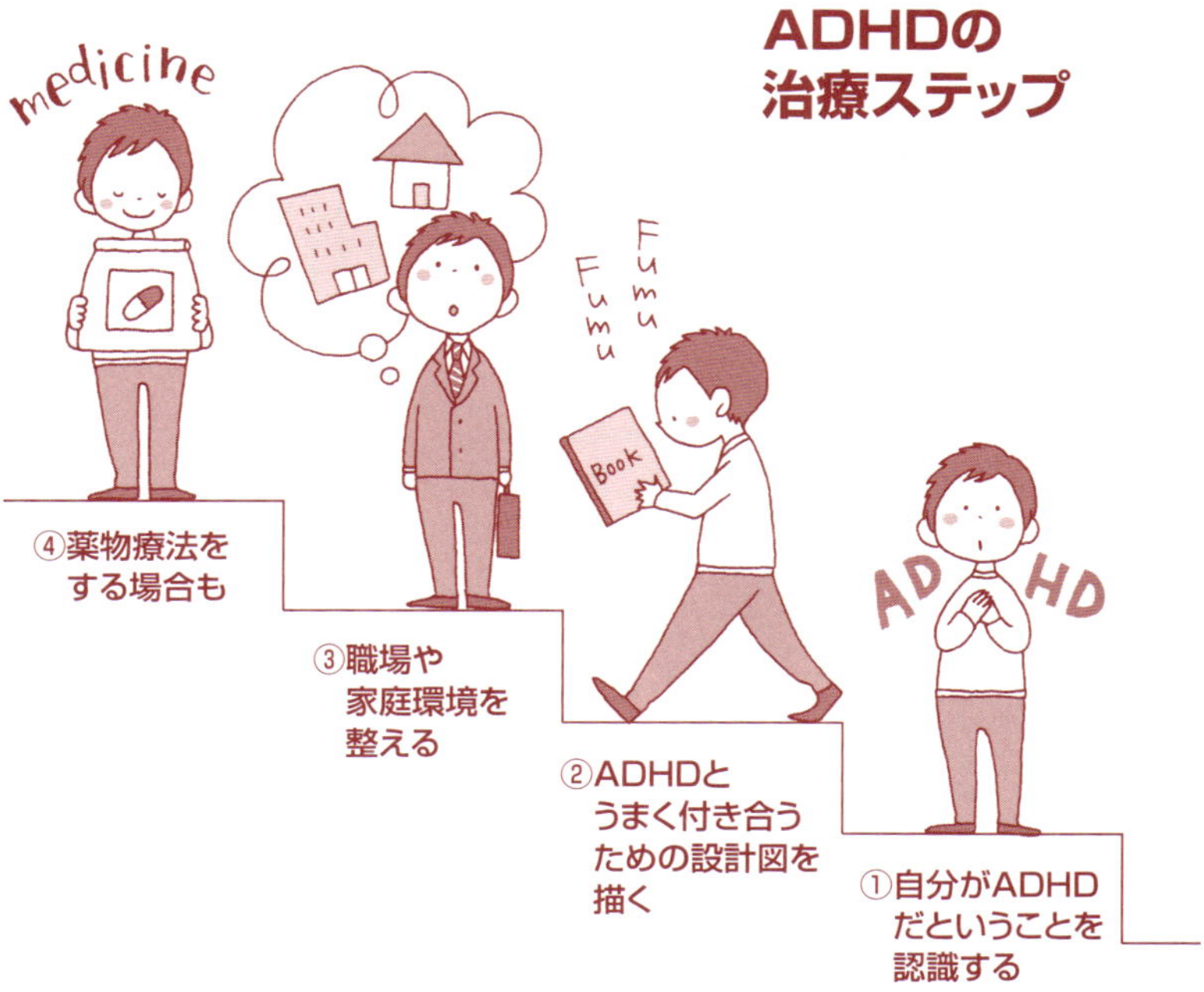
ADHDの
治療ステップ
medicine
Fumu
Fumu
Book
AD
HD
④薬物療法を
する場合も
③職場や
家庭環境を
整える
②ADHDと
うまく付き合う
ための設計図を
描く
①自分がADHD
だということを
認識する

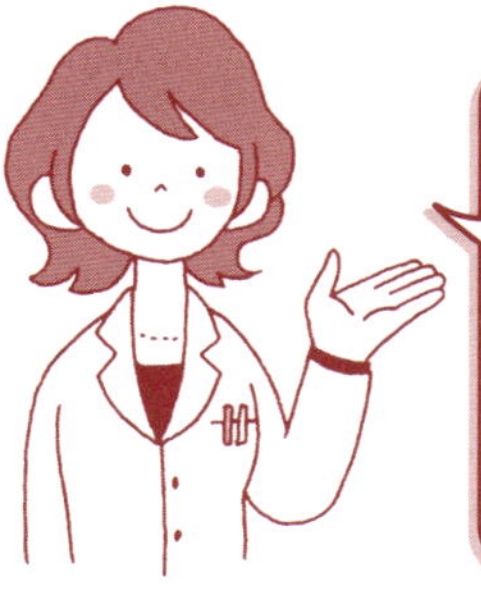

ADHDの症状をすべてきちんとすることを目標にすると疲れてしまいます。困っている部分に少しずつ取り組み、あとは「まあいいか」とゆったりかまえるのも大事。周りの人といい関係を保てるように心配りすることも忘れないでください。

大人になってから治療するなんて遅くない？

ＡＤＨＤの治療は、大人になってからでも決して遅くありません。自分自身がそれほど困っていなくても、家族が困っているなら専門家に相談を。

ＡＤＨＤのために日常生活で困っている人は、今からでも遅くないので、本を読んでＡＤＨＤを理解し、自分ができそうな生活に役立つアイディアを実践してみましょう。場合によっては専門家の治療を受けてもいいでしょう。

自分は何一つ困っていないという人もいます。本人は困っていないけれど、家族が困っているのならば、専門家に相談することをお勧めします。

あなたの大切な家族のために！

ＡＤＨＤの人のサポートをするのはなかなか大変です。ひとつひとつはささいなこと（脱ぎっぱなしの靴下やあけっぱなしの引き出し……）であっても、いつもあなたのフォローをしてくれる人がいて、その人がすっかり疲れてしまっているとしたら、第三者の助けを借りて家族のＱＯＬ（生活の質）を高めていきましょう。家族の心の負担を軽くしてあげるのは、大切な愛情のしるしです。

家族が困っていたら大人でも治療を

ADHDの治療は
大人になってからはじめても遅くない

（まずは、本を読んで生活に役立つアイディアを実践し、
場合によっては専門家の治療を受けましょう。）

自分が困っていなければ
治療しなくてもいいの?

↓

家族が自分のことで困っていたら、
専門家に相談しよう!

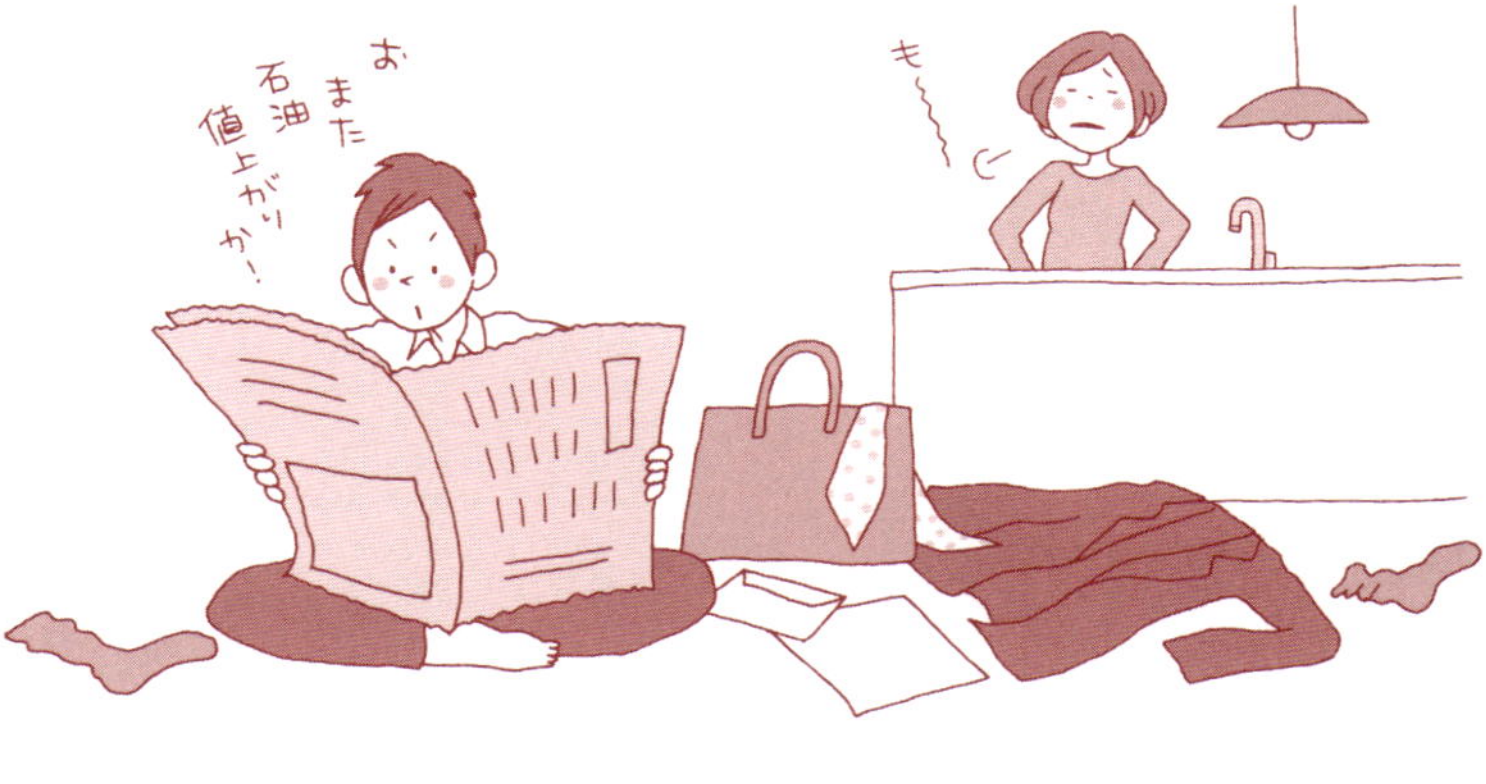

ADHDの治療法①
枠組みづくり

毎日の日課をリスト化したり、スケジュールを決めることで、大分快適に過ごせるようになります。また睡眠時間をしっかり確保することも重要です。

ADHDの治療において、生活リズムをつくる、スケジュールを決めるなどの枠組みづくりは重要です。就寝時間、起床時間は基本です。脳を休めるために、できれば7時間程度の睡眠時間を確保します。睡眠の質も大事です。

毎日のおおよその日課や業務を書き出して、なるべくルーティン化します。やること、持ち物、準備することなどは忘れやすいので、リストに書き出しておくといいでしょう。朝会社に持っていく物、旅行のときの持ち物もリストで管理します。リストをパウチにしてカバンに入れておきましょう。to doリストは携帯電話やパソコンのメモ機能も活用しましょう。記憶（弱いことも多いので）に頼らないように。献立もいくつかパターンをつくっておくと楽です。

時間の感覚の乏しい人には、携帯電話のタイマーやアラーム機能が役立ちます。スケジュールづくりのコツを、親しい人に聞くのもいいです。

枠組みをつくると生活をコントロールしやすくなる

日常生活を見直し、枠組みをつくることで、生活が自分でコントロールしやすくなる

具体的には……

毎日の日課を書き出して、ルーティン化する

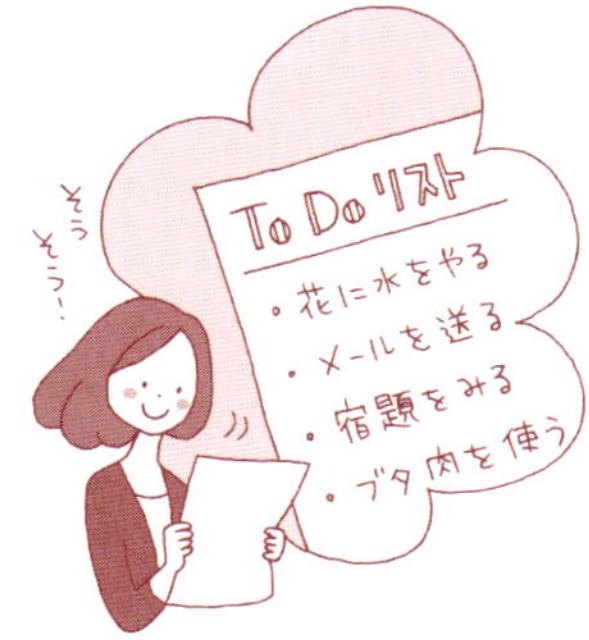
そう そう!
To Do リスト
・花に水をやる
・メールを送る
・宿題をみる
・ブタ肉を使う

毎日の日課やTO DOリストをつくっておくと、やるべきことを忘れずに済む。

1日・1週間のスケジュールを決めて、生活リズムをつくる

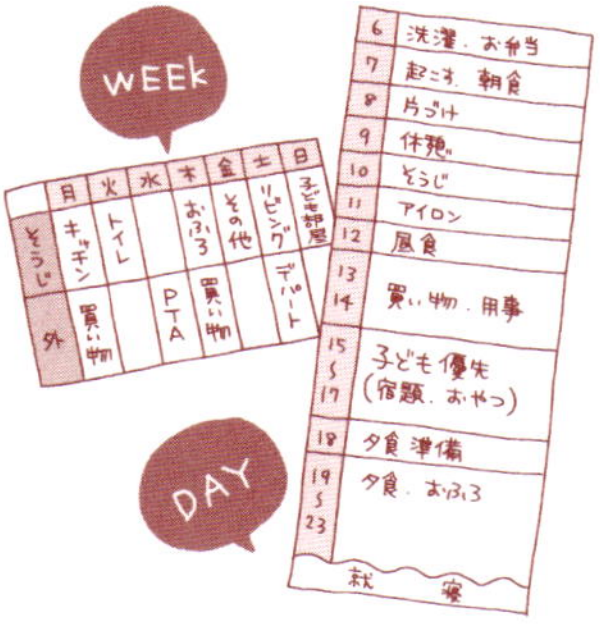

1日の時間割りや、1週間のスケジュール表をつくると、生活をコントロールしやすい。

こんな手も

苦手なことはプロにお願いする

お掃除のプロに来てもらったり、税理士にお金の管理について相談するなど、どうしても苦手なことはその道のプロに依頼するのもオススメ。

ADHDの治療法②

心理療法

ADHDの場合、定期的な面接で意欲を持続させたり、目標を達成するための枠組みを一緒に考えるなどの心理療法を行う。

ADHDの人への精神療法や心理療法では、他の精神疾患の場合にひたすらじっくりと患者の話を聞くのとは異なったアプローチが必要です。

ADHDの人々はやるべきことはわかっているのに、それを継続することに困難を感じることが多いのが特徴です。こういうタイプの人には定期的な面接で、意欲を持続させるための方法を話し合ったり、目標を決めてそれが実行できるように枠組みづくりをしたりと、治療者が積極的に関わっていきます。また、方法が分からずにうまくいかないという場合には、どうすればいいのかを話し合い助言していきます。

コーチングでは頻繁に目標達成に向けての支援をし、家族療法では夫婦や親子も面接に参加して問題解決を目指します。グループでの話し合いが有効なこともあります。

頻繁にチェックし、励ましてくれるコーチングが有効

コーチングとは……

ADHDの人が日常的に困っていることを、スポーツにおいてのコーチのように指導し、伴走するような役割をしてもらう治療法。対面のセッション以外に、日々（あるいは週に何回か）メールや電話で頻繁にチェックし、励ましてくれる人の存在が、モチベーションを維持するために有効です。

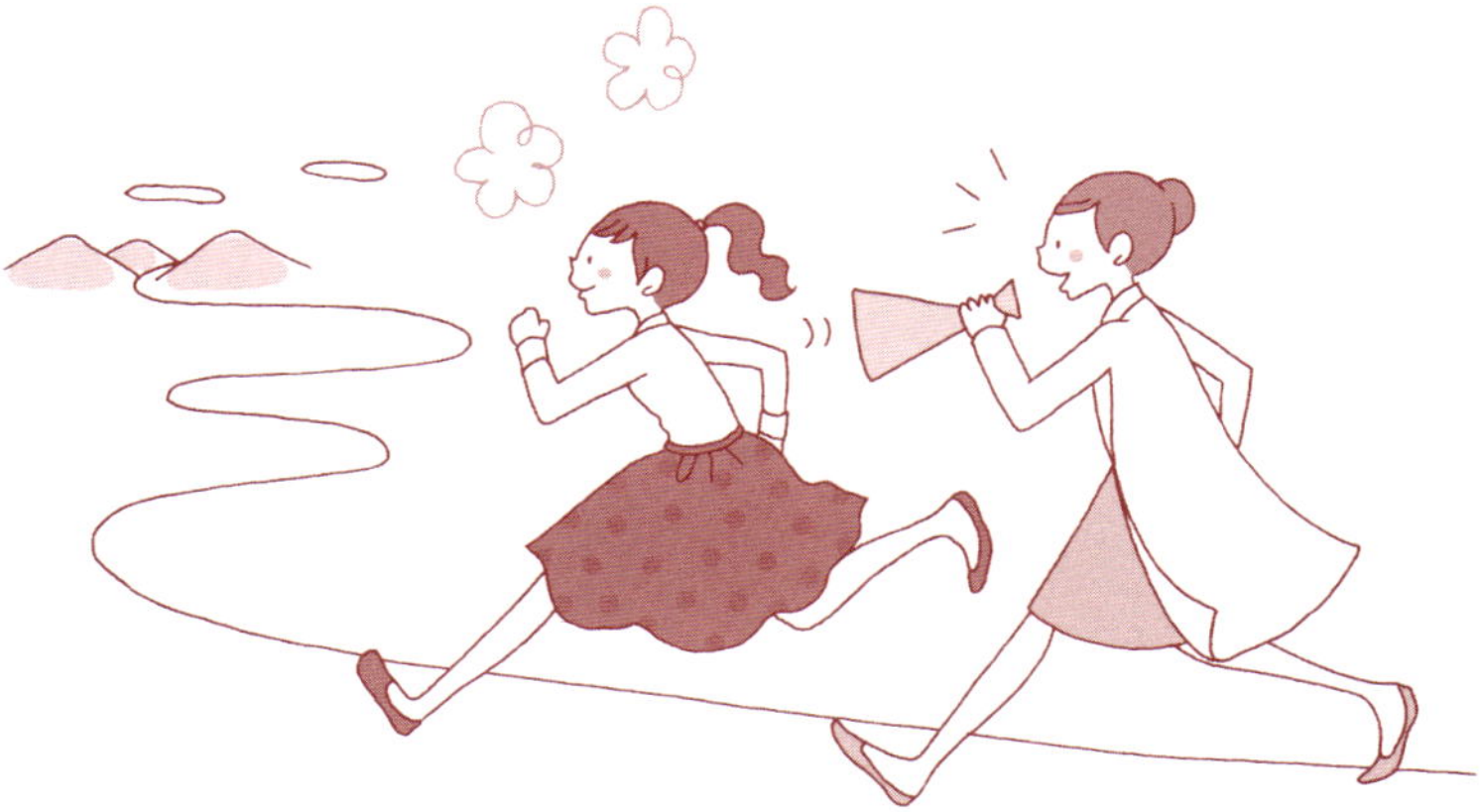

家族や友達にコーチになってもらうこともできる

家族や、気心の知れた友人など、自分のことをよく理解してくれている人にも、コーチの役割を果たしてもらうことができる。

ＡＤＨＤの治療法③
家族療法

家庭内ではADHDの人自身よりも、家族のほうが困っていることが多い。家族として治療に取り組み、お互いの考えを理解し合うことが重要。

家庭内でのＡＤＨＤ症状について、当人は全く困っていない、または意に介していないということが珍しくありません。本人よりは一緒に暮らしている家族が困っていることが多いのです。この場合に夫婦が、あるいは子どもも含めて、家族として治療に取り組むのが家族療法です。

ＡＤＨＤの人が何気なくやっている言動が家族にどのような影響を与えているかを考え、そのために何ができるかを話し合います。またＡＤＨＤの人の行動に対して、家族が日常的に行っている非難や攻撃が、ＡＤＨＤの人の心理に対してどのような影響を与えているかにも目を向けます。そのために家族の関係がさらに悪化しているという現状をどう立て直すかを考えます。家族のなかのノンＡＤＨＤの人の気持ちをくみ取りいたわることも大切です。そして家庭がうまく機能する方法を考えていきます。

家族全員で治療に取り組むことも効果的

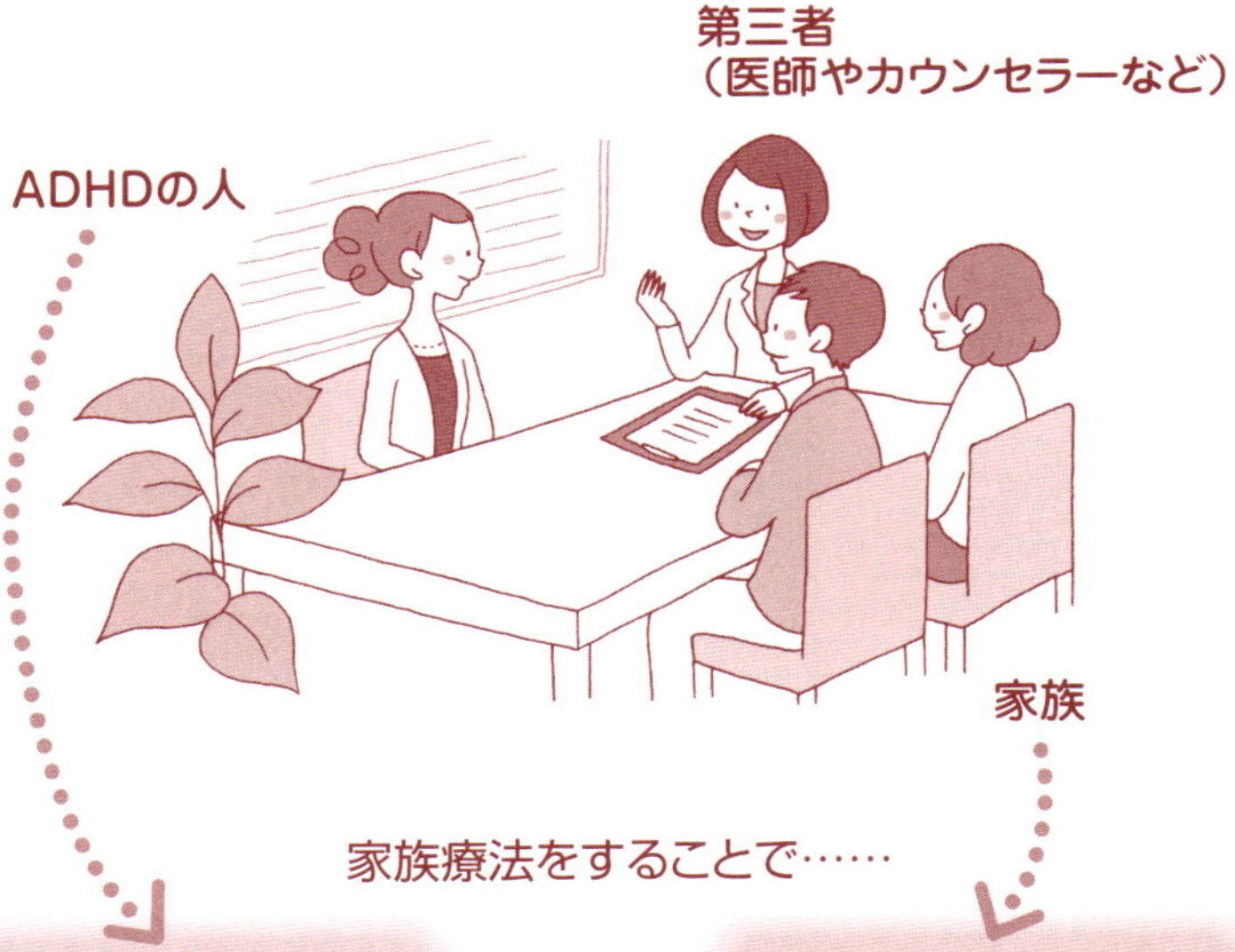
第三者
（医師やカウンセラーなど）
ADHDの人
家族

家族療法をすることで……

ADHDの人は、自分の言動が家族にどのような影響を与えているかを考えるきっかけになる

お互いの気持ちを分かち合える

家族は、自分たちがADHDの人の言動に対して日常的に行っている非難が、ADHDの人にどのような影響を与えているか理解するきっかけになる

家族全員が、共通の目標に向かって進んでいけるようにすることが家族療法の目的

ＡＤＨＤの治療法④
集団療法

同じADHDの人が集まって、自分の悩みや対処法などを話し合う集団療法。「悩んでいるのは自分だけじゃない」と前向きになれるメリットがあります。

ＡＤＨＤを持つ当事者が、小グループで自分の問題を話し合うのが集団療法です。臨床心理士や医師などの専門家が話し合いを進めていきます。

自分では気づかなかったことが、ほかの人の話を聞くうちにわかってくる、自分の行動がほかの人にどのような影響を与えているかが客観的にわかってくるという場合もあります。

集団療法では、参加する人に守秘義務が生じてきます。その場で知ったことをほかの人には言わない、インターネットなどへの書き込みをしないなど、秘密を守ることが義務となってきます。そうすることで、お互いが安心して自分の気持ちを話せるようになるのです。

自分だけではなく同じ症状で苦しんでいる人がいると知ることで、気持ちが楽になり、また治療に前向きになることもできます。

当事者同士が集まって意見交換をする場

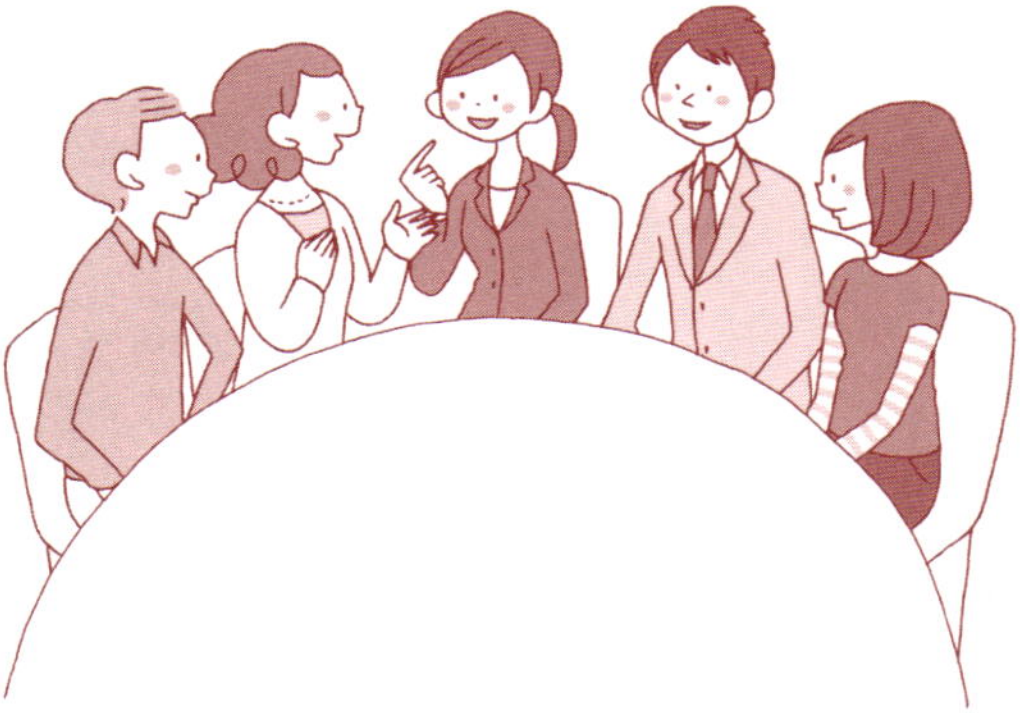

こんなことを話し合います

片づけの仕方から、遅刻しない方法など、ADHDの当事者が、現在悩んでいることや、「こうしたら上手くいった」という経験などについて話し合います。

こんなメリットがある

- 悩んでいるのは自分だけではないことを知り、前向きになれる
- ほかの人がやっている対処法を学べる

参加者には守秘義務が生じる

- その場で知ったことをほかの人には言わない
- インターネットへの書き込みはしない

➡ 守秘義務があることで、安心して自分の気持ちを話すことができる

ADHDの治療法⑤
薬物療法

大人のADHDには、薬物治療はほとんど行われないのが現状です。ただし、うつなどの二次症状を改善するために薬物が使われることはあります。

ADHDに効く薬物は、コンサータとストラテラの2種類がありますが、現時点（2011年10月）ではこれらの薬物は18歳以上の人に処方することはできません。ただし、いずれも18歳未満から薬物治療を始めている場合には18歳を超えてからも継続して服用できます。

また、ストラテラは1年程度の間に18歳以上での使用が許可される見通しです。

これらの薬物以外にも、抑うつや強迫症状が強い場合には抗うつ剤、衝動性が高い場合には抗精神病薬、気分の変動や衝動性が強い場合には気分調整薬などの薬物が症状に応じて使われることがあります。

いずれにせよ、薬物治療を始める場合は、環境調整などを十分行ってからがいいでしょう。

薬物治療は、主に二次症状に対して行われる

ADHDに使用されている薬物はこの2種類

コンサータ（中枢神経刺激薬）

ストラテラ（選択的ノルエピネフリン取り込み阻害薬）

→ 神経伝達物質を活性化させることで、不注意や多動性、衝動性を抑える

しかし……

この2種類はあくまでも 子どもに対する薬

18歳になるまでに服用をはじめた人は、18歳を超えてからも継続して服用できるが、18歳を過ぎてからADHDと診断された人は、使用できない。

ただし……

うつなどの二次症状を改善するために、抗うつ剤などの薬物を使うことがADHDの治療に効果的な場合もある

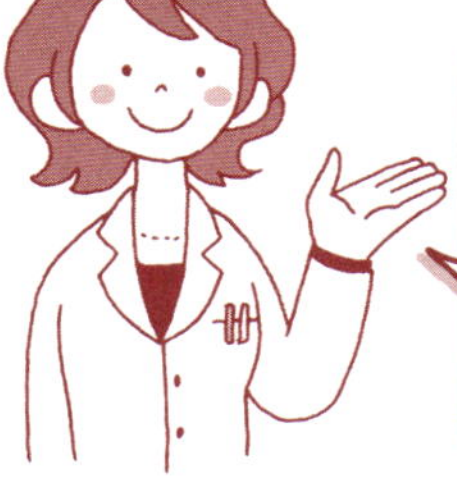

最近はこれまでの薬剤よりも副作用の少ない抗うつ剤が登場しました。よくみられるのは軽い吐き気や胃のむかつきなどの消化器官の症状で、1週間程度で軽減しますが、副作用どめの薬剤の服用もできます。

ADHDの治療法⑥
合併症とその対処法

うつ状態や不安障害、強迫性障害など、ADHDの二次障害にも、基本にあるADHDを治療することが重要です。

ADHDには、特有の症状以外に、うつ状態、不安障害、強迫性障害などが二次障害として起きてくることがあります。これらの合併症の治療には、まず基本にあるADHDへの治療をすることが大切です。

薬物療法を含む、総合的な治療が必要でしょう。

うつや不安障害、パニック障害などさまざまな精神障害などで悩んでいる人のなかに、ADHDの症状が隠れている場合には、それを見つけて治療すれば、全体の症状がより改善する可能性があると言えます。

小さいときから、親や兄弟との関係に悩んできたという人も少なくはありません。場合によっては家族と距離を置くことによって、症状の安定を考えていくことも選択肢のひとつです。精神的に安定できる環境をキープするのは症状の安定にも必要なことです。

二次障害にもADHDの治療が有効

ADHDは、多動・衝動・不注意以外に
以下の障害を引き起こすことがある

ADHDの
二次障害

- うつ状態
- 不安障害
- 強迫性障害

➡ 二次障害に対しても、
基本にあるADHDの治療が大切

また、

うつや不安障害、パニック障害などの
精神障害の中に、ADHDの症状が
隠れていることもある

➡ この場合も、ADHDの治療をする
ことで、全体の症状が改善する
可能性がある

コラム

参考図書

大人のADHDについて

●E・M・ハロウェル、J・J・レイティー著　司馬理英子訳
『へんてこな贈り物　誤解されやすいあなたに――注意欠陥・多動性障害とのつきあい方』
インターメディカル　1998年

●司馬理英子著
『よくわかる　大人のADHD』主婦の友社　2010年

●司馬理英子著
『家族のADHD・大人のADHD　お母さんセラピー』主婦の友社　2005年

●ダニエル・エイメン著　ニキ・リンコ訳
『「わかっているのにできない」脳』1、2　花風社　2001年

子育てのために

●司馬理英子著
『ADHD・アスペルガー症候群　子育て実践対策集』主婦の友社　2011年

アスペルガー症候群について

●司馬理英子著
『どうして、他人《ひと》とうまくやれないの?』大和出版　2011年

司馬理英子（しば・りえこ）
医学博士。岡山大学医学部、同大学院卒業。1983年渡米。アメリカで4人の子どもを育てるなか、ADHDについて研鑽を深める。1997年『のび太・ジャイアン症候群』（主婦の友社）を執筆、出版。ADHDを日本にはじめて本格的に紹介し、大反響を呼ぶ。同年帰国し、東京都武蔵野市に軽度発達障害専門のクリニックである「司馬クリニック」を開院。子どもと大人の女性の治療を行っている。
著書に『のび太・ジャイアン症候群』シリーズ2〜5『よくわかる　大人のADHD』『ADHD・アスペルガー症候群　子育て実践対策集』（以上、主婦の友社）、『グズと上手につき合うコツ』（すばる舎）、『「片づけられない！」「間に合わない！」がなくなる本』『どうして、他人《ひと》とうまくやれないの？』（以上、大和出版）、翻訳書に『へんてこな贈り物』（インターメディカル）などがある。

司馬クリニック
〒180-0022　東京都武蔵野市境2-2-3　渡辺ビル5F　☎0422-55-8707

図解 大安心シリーズ

ササッとわかる
「大人《おとな》のADHD」基礎《きそ》知識《ちしき》と対処法《たいしよほう》

2011年10月25日　第１刷発行
2019年１月10日　第４刷発行

著者────────司馬理英子《しばりえこ》

発行者────────渡瀬昌彦
発行所────────株式会社 講談社
〒112-8001　東京都文京区音羽2-12-21
電話　編集03-5395-3529
販売03-5395-4415
業務03-5395-3615

装丁、本文デザイン────岩瀬 聡
カバー・本文イラスト────カモ
本文図版────────アド・クリエーターズ・ホット
印刷所────────大日本印刷株式会社
製本所────────大口製本印刷株式会社

定価はカバーに表示してあります。ISBN978-4-06-284730-8